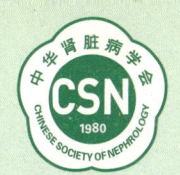

中华医学会肾脏病学分会

肾脏病科普丛书

慢性肾脏病，病因面面观

MANXING SHENZANGBING
BINGYIN MIANMIANGUAN

主　　编　刘志红
执行主编　刘章锁

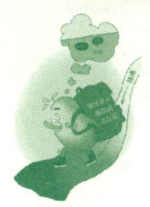 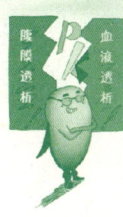 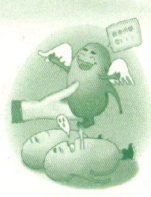 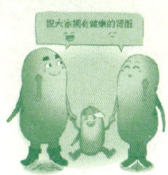

郑州大学出版社
郑州

图书在版编目(CIP)数据

慢性肾脏病.病因面面观/刘志红主编.—郑州:郑州大学出版社,
2013.9(2016.8 重印)
(肾脏病科普丛书)
ISBN 978-7-5645-1580-5

Ⅰ.①慢… Ⅱ.①刘… Ⅲ.①慢性病-肾疾病-防治-普及读物
Ⅳ.①R692-49

中国版本图书馆 CIP 数据核字(2013)第 224914 号

郑州大学出版社出版发行
郑州市大学路 40 号　　　　　　邮政编码:450052
出版人:张功员　　　　　　　　发行部电话:0371-66966070
全国新华书店经销
河南文华印务有限公司印制
开本:710 mm×1 010 mm　1/16
印张:8
字数:126 千字
版次:2013 年 9 月第 1 版　　　　印次:2016 年 8 月第 3 次印刷

书号:ISBN 978-7-5645-1580-5　定价:31.00 元
本书如有印装质量问题,由本社负责调换

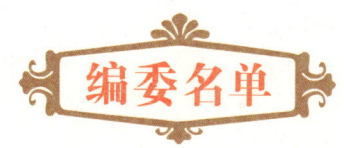

编委名单

主　　　编　刘志红（院士　南京军区南京总医院）

执行主编　刘章锁（教授　郑州大学第一附属医院）

编　　　委　（按姓氏笔画排序）
　　　　　　叶文玲　刘　芳　刘　宏　刘必成
　　　　　　刘茂东　李贵森　张　春　陈　旻
　　　　　　陈　崴　郁胜强　周秋根　周晓玲
　　　　　　赵占正　胡伟新　姜　虹　姚　丽
　　　　　　郭明好　章海涛　梁献慧　谢静远

秘　　　书　梁献慧

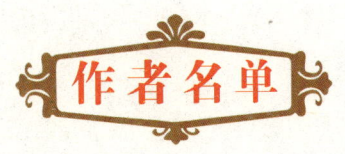

作者名单

主　　编　刘志红

执行主编　刘章锁

本书编者　（按姓氏笔画排序）

王　倩　　王　斯　　王玉梅　　王春杰
叶红坚　　刘小静　　刘庆华　　刘茂东
李　明　　吴　亮　　张　春　　陈　崴
陈孟华　　杨　柳　　周晓玲　　姜华军
唐雪晴　　章海涛　　梁孟君　　熊　京
樊　力

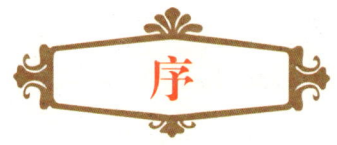

以患者为中心,是当代医学最突出的特征。它要求医生不仅从生理、病理、病因、治疗选择等方面来帮助患者解除病痛,更要求他们能与患者一起感受并体会生命的痛苦与快乐,人性的卑微与崇高,死亡的过程与意义。而要做到这一点,医生依据自己的专业知识,借助深入浅出、通俗易懂的科普读物,帮助患者了解疾病的过程及治疗选择,普及疾病的防治知识,将有助于在医生、患者及家属之间进行更深层次的沟通,在充分尊重患者的基础上提供更人性化的医疗服务。因此,从这个意义上讲,普及医学科学知识、传播防病治病的基本常识,不仅是医务工作者仁心仁术的展现,也是他们义不容辞的职责。

中华医学会肾脏病学分会(CSN)组织全国近20位理论扎实、经验丰富的肾脏病专家编写了这部肾脏病科普丛书,其中很多专家是在中国肾脏病学界开始崭露头角的学会的青年委员。丛书共分4册,16部分,内容涵盖了原发性肾脏病和多种继发性肾脏病,从早期预防谈到了尿毒症的治疗,从日常饮食谈到了治疗用药,从如何应对各种病症谈到了提高生活质量的重要性。该丛书多采用疑问式或比喻式命题,文字浅显易懂,编排生动有趣,图文并茂,引人入胜,不愧是一套集科学性、通俗性和艺术性为一体的优秀的肾脏病科普丛书。

　　慢性肾脏病是我国常见的重大慢性疾病之一，并以其患病率高、治疗费用高、病死率高成为危害人类健康的公共卫生问题。在全社会提高对肾脏病的知晓度，加强肾脏病的早期预防，提高肾脏病的诊治水平是中华肾脏病学会的重要任务之一。本丛书的出版发行是我们践行学会宗旨，服务社会的具体行动。在此，我郑重地向广大肾脏病患者及其家属们，向相关医护人员和社区服务人员推荐此套丛书，希望你们能结合自己的需求，通过阅读此书，了解人体的肾及其功能，认识肾脏病的表现，在明白肾脏病是一个常见病和危害人体健康疾病的同时，也知道慢性肾脏病是一个可以预防和治疗的疾病。

　　在此，我向参加本科普丛书编写的所有专家和其他工作人员表示衷心的感谢，特别要感谢本丛书的执行主编刘章锁教授和他所带领的团队为这项工程所付出的努力和辛劳，同时也要感谢刘必成教授和胡伟新教授对本书的审校和提供的专业咨询。本套丛书的出版得到了国家973计划"常见肾小球疾病发病机制及其早期诊断"项目的资助，NO. 2012CB517600（NO. 2012CB517606）。希望本丛书能为慢性肾脏病的科普做出点滴贡献，希望我们的努力能为广大肾脏病患者提供科学有用的知识，并给他们带来更多的福祉。

刘志红

中国工程院院士

中华医学会肾脏病学分会主任委员

2013年8月

这是一个追求健康的时代,这是一个顾不上健康的时代;

这是一套普通的科普,这是一套不普通的科普;

这是为患病的人写的,这是为未病的人写的。

世界上,每个人惧怕什么是不完全一样的。但有一样大抵都怕,那就是病。在这些病里,如果可以选择,肾脏病至少也不是人们想要的那种。据调查,每个人都爱自己的肾,都烦肾脏病。但我们的爱和恨并不能改变这个世界。

假如我们能了解肾,了解肾脏病,那么就可以改变一些东西,从而使事物朝着有利于我们健康的方向发展。但您不是医生,只是"普通百姓",那就从这套科普丛书开始吧。

此系列丛书由刘志红院士亲自领导,由全国近20位经验丰富的肾脏病专家编纂。丛书共分4册、16部分、80个问题,从原发肾脏病谈到继发肾脏病,从饮食谈到用药,从预防谈到治疗,从生活谈到生存。每册由一名中华肾脏病学会全国委员审核把关,保证了此套丛书的科学性;每部分由一位中华肾脏病学会青年委员负责编写,保证了此套丛书的科普性;每个问题分给一个普通居民或患者试读提议,保证了丛书的可读性。丛书在编写过程中,或从编者手头的一个病例入手,或从一个普通居民讨论的热点入手,或从社会关注的一个焦点入手,用通俗易懂的语言,引入要说明的肾健康问题,力求深入浅出,用最通俗的语言普及最专业的肾脏病知识,让每个人都能读,都能读懂。此外,每个问题前引言和插图的巧妙应用是本套系列丛书的另一大特色,每条引言,皆经我们反复琢磨、仔细推敲,以求风趣易懂、言简意赅;每幅插图,皆由美编亲自设计、潜心力作,以求合题合意、优质精美。

诚然,作为科普丛书,个别措词与专业书籍难免有一定出入,因此,此书仅仅是一部科普丛书,它所提供的信息并不完全等同于医生的医嘱,不能照本引用。由于时间仓促、工作量大,编者水平所限,书中错误在所难免,真诚地希望广大专家不吝赐教,也希望广大读者批评指正。

刘章锁
郑州大学第一附属医院
郑州大学肾脏病研究所
2013 年 8 月

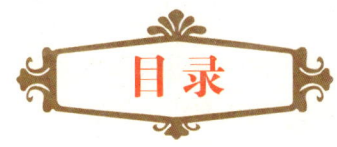

肾病综合征知多少

- 水肿——你能看到的肾病综合征表象 /2
- 肾活检——帮你看到肾病综合征真相 /7
- 肾病综合征带来的可怕并发症 /13
- 反反复复的肾病综合征 /17
- 欲速则不达,治疗切记"悠着点" /20

在中国,你必须了解慢性肾小球肾炎

- 慢性肾炎也有中国特色 /26
- IgA 肾病,一种最常见的肾炎 /30
- 感染与 IgA 肾病 /33
- 血尿与 IgA 肾病 /36
- 慢性肾炎恶化的因素 /39

高血压与慢性肾脏病

- 鸡生蛋?蛋生鸡?——肾脏病与高血压的因果论 /44
- 高血压患者如何筛查肾损害 /48
- 肾脏病患者如何控制高血压 /53
- 食盐与高血压 /59
- 肾脏病患者如何做好低盐饮食 /62

糖尿病与慢性肾脏病

- 警惕骤增的糖尿病肾病 /68
- 特殊的慢性肾脏病——糖尿病肾病 /70
- 如何早期识别糖尿病肾病 /76
- 当蛋白尿遇上高血压,对糖尿病雪上加霜 /81
- 糖尿病患者如何远离肾损害 /84

系统性红斑狼疮与慢性肾脏病

- 认识系统性红斑狼疮 /92
- 化妆、烫/染发与系统性红斑狼疮 /98
- 系统性红斑狼疮为什么要看肾科 /101
- 狼疮性肾炎是不治之症吗 /106
- 哪些表现是狼疮复发的危险信号 /112

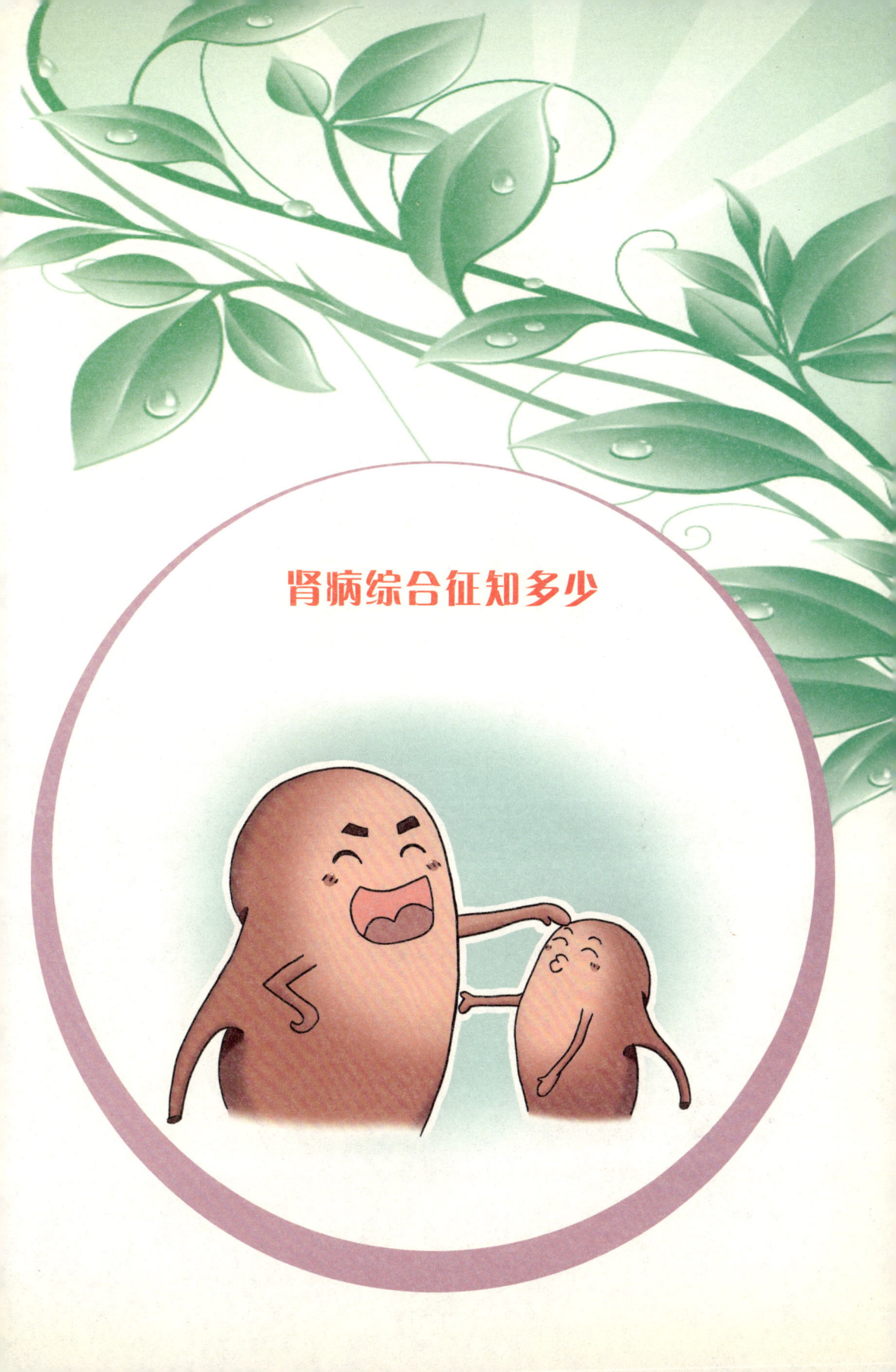

水肿——你能看到的肾病综合征表象

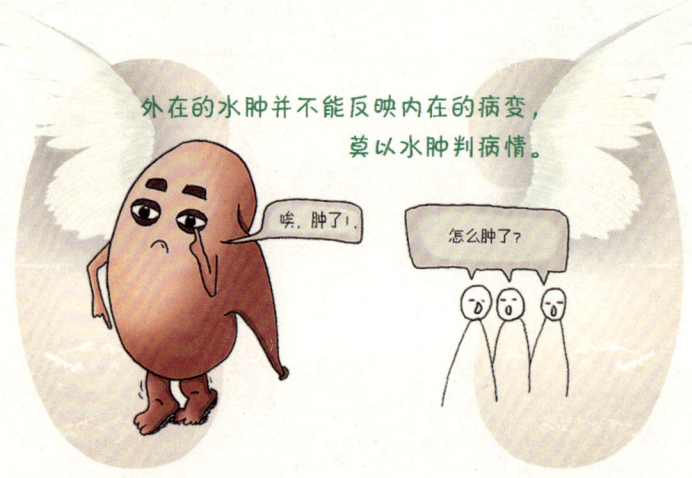

张大婶一个月前出现了眼睑水肿,因为平时身体很健康,所以没有去医院看病。一个月后,水肿不但没有消退反而越来越重,双下肢也逐渐出现水肿,并感觉腹胀、食欲减退,这才到医院就诊。医生检查后告诉张大婶:她得了"肾病综合征"。那么,肾病综合征到底是怎样一种疾病呢?

肾病综合征其实是一组临床及实验室检查的总和,它主要表现为"三高一低"四大特点:

- 大量蛋白尿(尿蛋白量≥3.5克/天)。
- 低白蛋白血症(血清白蛋白<30克/升)。
- 高度水肿(可出现眼睑、双下肢水肿,甚至胸水、腹水)。
- 高脂血症。

其中必须具备前两条才能诊断此病。

哪些疾病可以导致肾病综合征

肾病综合征常由肾小球疾病引起,根据病因的不同可分为三大类:

1. 继发性肾病综合征　由其他疾病(如过敏性紫癜、系统性红斑狼疮、糖尿病等)累及肾所造成的肾小球疾病。

2. 原发性肾病综合征　由肾小球自身病变引起,临床上只有排除了继发性及先天性肾病综合征才能诊断。

3. 先天性肾病综合征　与遗传因素相关的肾小球疾病。

根据年龄不同,常见的病因也不尽相同。儿童、青少年及中老年人最常见的继发性肾病综合征分别为过敏性紫癜性肾炎、乙肝病毒相关性肾炎(女性多为系统性红斑狼疮性肾炎)、糖尿病肾病及肿瘤相关性肾脏病。

肾病综合征患者都有哪些症状呢

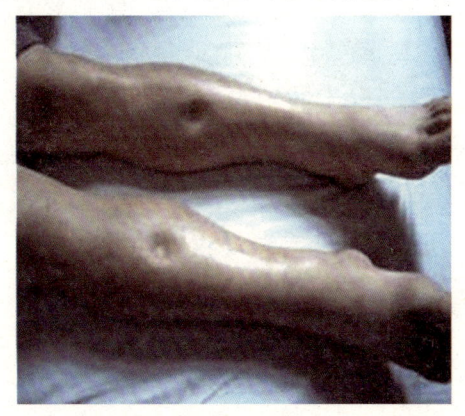

最常见、最突出的症状——水肿,开始多见于颜面部,逐渐波及双下肢及全身,严重时患者会出现眼睑高度肿胀,以致无法睁眼;四肢皮肤紧绷,薄而透亮,扎针或皮肤破损的地方渗水;男性患者阴囊可肿得像球一样;患者甚至出现胸水及腹水,导致腹胀、胃口差、胸闷气短、呼吸困难等症状。水肿的程度一般与血清白蛋白降低的程度一致,多数伴随尿量减少。

继发性肾病综合征的患者,还会因其原发病的特点而出现不同的症状,我们简单地来了解一下吧。

1. 过敏性紫癜性肾炎　首先,什么是紫癜?紫癜即为出血性皮疹。皮疹大小不等,呈针尖至黄豆大小,数量多时可融合成片。主要分布于四肢,小腿伸侧面最常见。最初呈红色,此后逐渐变暗,压之不褪色,偶有瘙痒感,常成批出现。

其次,什么是过敏性紫癜?过敏性紫癜是人体对某种物质过敏(如药物、食物、疫苗等)引起的疾病。一些物质攻击全身的小血管,导致血管炎症。因此,除紫癜外,还可出现关节红肿热痛、腹痛、便血及肾损害。

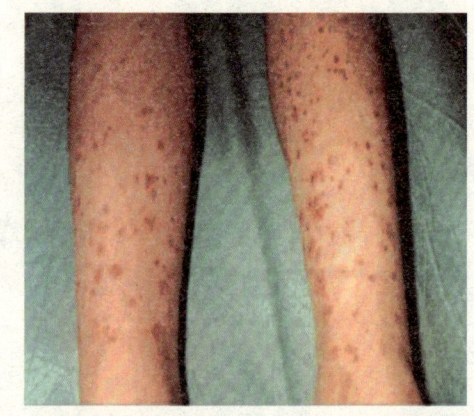

约 1/3 的患者出现肾损害即过敏性紫癜性肾炎,多见于儿童及青少年。常在紫癜出现 4 周内发病,临床可表现为血尿(变形红细胞性血尿)、蛋白尿、水肿、高血压,甚至肾功能异常(肌酐升高)。

2. 系统性红斑狼疮性肾炎
首先,什么是系统性红斑狼疮?系统性红斑狼疮是一种自身免疫性疾病。自身多种抗体(如抗核抗体、抗 dsDNA 抗体、抗 Sm 抗体等)的攻击导致全身多个器官损害。临床表现为皮肤损害(面部皮疹、蝶形红斑)、发热、口腔溃疡、脱发、血管炎及内脏损害(肾、血液系统、心脏、神经系统等受损)。

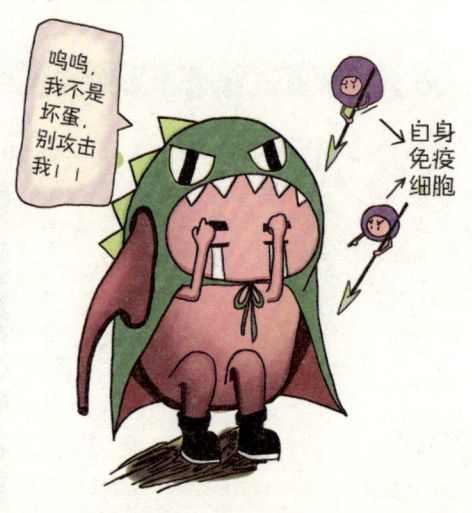

其次,什么是狼疮肾炎?狼疮肾炎由系统性红斑狼疮侵犯肾所致。侵犯率几乎 100%。多见于青中年女性,男女比例为 1∶9。根据其 6 种病理类型(Ⅰ~Ⅵ)从轻到重表现为不同程度的蛋白尿、水肿、高血压,甚至肾功能异常。

3. 糖尿病肾病 首先,什么是糖尿病?糖尿病是一种慢性全身性代谢疾病。发病率极高,以血糖升高为主要表现,主要分为 1 型和 2 型两种。

其次,什么是糖尿病肾病?糖尿病若长期控制不好,而引起的肾并发症即糖尿病肾病。约 1/4 的糖尿病患者并发肾损害，中、老年人多见，从轻到重表现为微量蛋白尿、大量蛋白尿、水肿、高血压、肾功能异常，最终进展为尿毒症。

肾病综合征"四大特点"的形成

看完肾病综合征的症状后，我们再来简单了解一下其"四大特点"的形成机制。

1. 大量蛋白尿　肾小球滤过膜平时像栅栏一样，不允许白蛋白从尿里漏出去，当其发生病变时，这道栅栏的屏障作用就被破坏了，此时，肾小球滤过膜对血浆蛋白（以白蛋白为主）的通透性增加，导致过多的蛋白从尿中漏出，超过近曲小管的重吸收量时，便形成了大量蛋白尿。

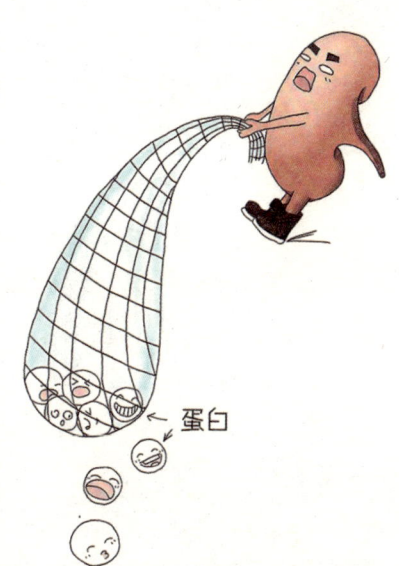
蛋白

2. 血浆白蛋白降低　人体的白蛋白主要在肝合成，大量白蛋白从尿中漏出时，肝对白蛋白的合成便相应增加，当其合成增加仍满足不了从尿中漏出的量时，便出现低白蛋白血症。另外，患者由于胃肠黏膜水肿常伴有胃口差，蛋白摄入少、吸收不良，也会加重低白蛋白血症。

3. 水肿　血浆白蛋白在人体内就像一块"吸水海绵"，将水分牢牢地吸附在血管内。当大量蛋白尿漏出导致血浆白蛋白降低，水分便从血管内进入组织间隙，尤其是疏松及低垂部位，因此，我们便会看到患者出现眼睑及双下肢水肿。

4. 高脂血症　肾病综合征患者常出现高脂血症，包括高胆固醇血症和（或）高甘油三酯血症，其发生机制与低蛋白血症时肝脏代偿性的合成脂蛋白增加及脂蛋白分解减弱有关。

肾病综合征的主要病理类型

原发性肾病综合征的主要病理类型有5种,它们的临床特点、治疗方法及效果各不相同,这也是为什么肾病综合征的患者需要做肾活检的原因之一。

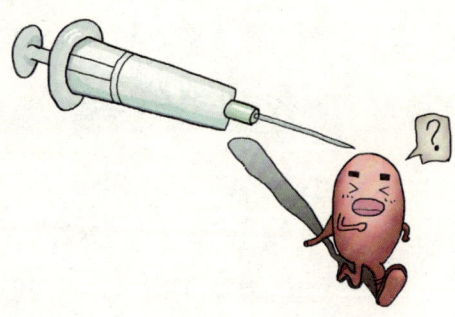

1. 微小病变性肾脏病

(1)少年儿童多见,尤其是2~6岁幼儿,占所有儿童患者的80%~90%,但在老年患者呈现又一发病高峰。

(2)起病急,尤其在感冒或劳累后发病,通常具有典型的肾病综合征四大特点,一般没有肉眼血尿、高血压及肾功能损害。

(3)病变程度最轻,治疗效果较好,但60%的患者易复发,成人的复发及缓解率均较儿童低。

2. 系膜增生性肾小球肾炎

(1)我国的发病率高,约占原发性肾病综合征的30%,青少年多见。

(2)约50%的患者发病前有上呼吸道等感染,多数患者出现血尿,部分表现为肾病综合征,重者出现高血压、肾功能损害。

(3)治疗效果与病理改变(病变程度)有关。

3. 系膜毛细血管性肾小球肾炎(膜增生性肾小球肾炎)

(1)多见于青壮年。

(2)1/4~1/3的患者在上呼吸道感染后出现,60%的患者表现为肾病综合征,几乎所有的患者都有血尿。病情持续进展,肾功能损害、高血压和贫血出现早。

(3)激素和其他药物疗效较差,3~4年即可出现肾功能不全。

4. 膜性肾脏病

(1)多见于中老年,高峰年龄是50~60岁。

(2)70%~80%的患者表现为肾病综合征,一般无肉眼血尿,在疾病初期可无高血压。但容易出现血栓,尤以肾静脉血栓最常见。

(3)一般根据危险程度来进行分级治疗,单用激素治疗效果差,需加用其他免疫抑制剂联合治疗。

5. 局灶节段性肾小球硬化

(1) 多见于青少年。

(2) 起病隐匿,一半以上的患者表现为肾病综合征,多数患者伴有血尿。高血压和肾功能损害也较常见。

(3) 对激素的反应差异较大,治疗的疗程也较长,病情较轻者效果较好。

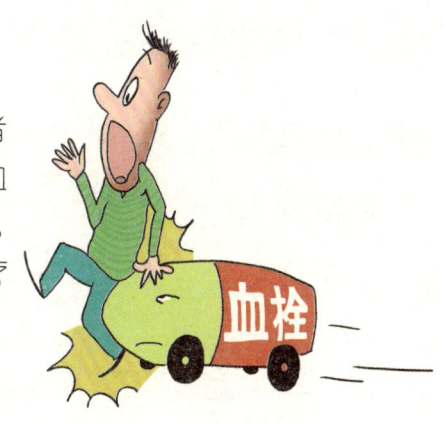

肾活检——帮你看到肾病综合征真相

肾活检相当于"钻"进去看个究竟,目前没有任何检查能替代这个,它确实很"能"。

什么是肾活检

肾活检就是用不同的方法取一点点肾组织进行病理检查(显微镜检查)的简称。肾活检已有五十余年历史,其方法主要有三种:

🟤 经皮肤穿刺肾组织活检术。

❸ 外科手术直视开放肾活检术。
❹ 经肾静脉穿刺肾活检术。

其中经皮肾穿刺活检术，也就是常说的"肾穿"，因其创伤小、操作简单、并发症少，为医生和患者所接受而普遍开展。

肾活检的目的是什么

肾脏病的种类繁多，病因及发病机制复杂。相同的临床表现可能由不同的病理改变引起，而同一病理类型也可以有不同的临床表现，不同发展阶段肾脏病的组织病理改变也不尽一致。仅仅依靠医生的经验治疗，局限性很大，绝对替代不了肾穿刺病理诊断。

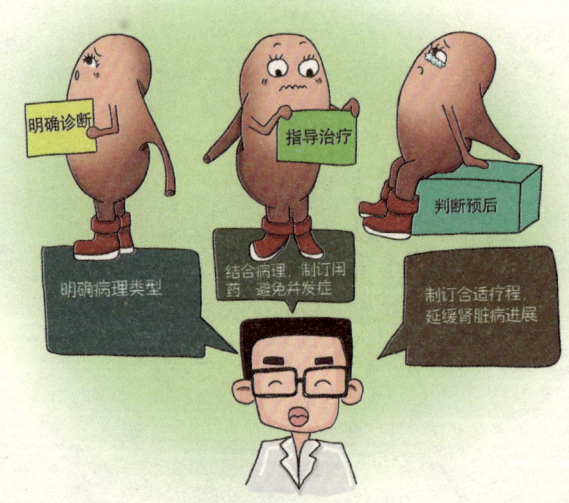

肾活检病理诊断可以达到以下几个目的：
❶ 明确诊断。
❷ 了解肾脏病严重程度。
❸ 指导治疗（根据其病理损伤的程度决定是否需要治疗及选用什么强度的治疗最合适）。
❹ 判定疾病的预后（根据病理损伤的轻重，预测其结局、转归等）。

- 避免因盲目治疗带来一系列并发症。

肾活检安全吗

"肾活检安全吗？"这是患者和家属最关心的问题。国内肾活检大多需住院进行，术前进行必要的检查及准备，术后一般需卧床休息24小时，一个月内避免剧烈活动。如无特殊情况（比如感染、出血等），从入院检查到出具肾脏病理报告并确定治疗方案后出院，需要一周左右的时间。尽管经皮肾活检术是一种有损伤的检查方法，但随着穿刺针具、定位技术的改进，以及穿刺技术的成熟，近年来，肾穿刺成功率明显提高，并发症发生率明显减少。为了最大可能的保证每位活检患者的安全，减少肾穿刺的风险，每位患者接受肾活检前都会进行必要的检查和评估。因此，肾活检对肾脏病患者而言是一项安全性好、成功率高且极其重要的检查手段。

"肾活检会影响将来的生活吗？"这也是患者及家属常问到的问题。正常人有两个肾，每个肾有100多万个肾小球，为了做出准确诊断，我们一般需要10个以上的肾小球即可。打个比方，就相当于您一头乌发，因各种原因掉了十几根头发，您觉得对将来会有多大影响呢？

哪些情况需要做肾活检

需要肾活检的情况有以下几种。
- 肾病综合征。
- 肾炎综合征。
- 不明原因的血尿和（或）持续性蛋白尿。
- 继发性肾脏病：如系统性红斑狼疮性肾炎、过敏性紫癜性肾炎、血管炎肾损害、不明原因的急性肾损伤、糖尿病患者的肾损害与临床病程不相符等。

下面我们举几个例子，客观地为大家介绍一下什么情况需要考虑肾活检。

第一位是高中男生，一周前，早上起床时发现眼睑有点水肿，并没有在意。但水肿越来越重，脚面、小腿随后都肿了起来，用手指一按一个坑。同时尿中出现了泡沫,尿量也比原来减少。这才来到医院检查,发现尿蛋白3+,血浆白蛋白15克/升,24小时尿蛋白定量7.5克,胆固醇8.9毫摩/升,甘油三酯2.5毫摩/升。由此判断这就是一位典型的"肾病综合征"患者:临床上表现为高度水肿、大量蛋白尿、高脂血症、低蛋白血症,典型的"三高一低",这个时候就需要做肾活检了。

第二位是中年女性,最近尿液的颜色突然变红,像洗肉水一样。但排尿时没有疼痛、烧灼等不适,也未处于经期。查尿常规:尿蛋白2+,尿红细胞3+/HP,血压145/92毫米汞柱。这位患者临床表现为:无症状性血尿、蛋白尿和高血压。也有的患者会出现水肿、少尿和肾功能不全等,这都是"肾炎综合征"的表现,也必须做肾活检明确病理类型,才能进一步指导治疗。

第三位是15岁的男孩,几天前突然发现小腿上出现很多小出血点,两个小腿对称分布。妈妈带他去皮肤科就诊,医生说他患了"过敏性紫癜"。服用抗过敏药物后,起初出血点不见了,但是没过几天又出现了,甚至比上次还多。到医院检查发现尿蛋白3+,尿红细胞2+/HP。随后来到肾内科,医生询问他近期是否吃过什么特殊的食物或者药物,或者接触过什么植物、动物。原

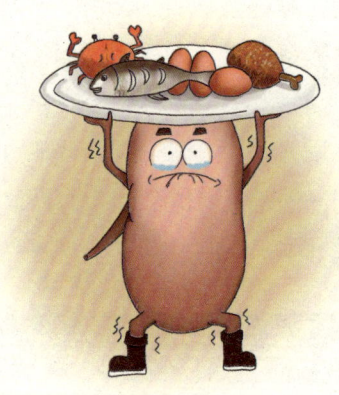

来,一周前他吃过海鲜。那么这位小男孩就很有可能是过敏性紫癜累及到肾,发生了"过敏性紫癜性肾炎"。有些患者还会表现出水肿、低蛋白血症、大量蛋白尿等肾病综合征表现,病情轻重不一,治疗方法也各不相同,此时也具有做肾活检的指征。

第四位是年轻的妈妈,半年前刚生过孩子,最近颜面部出现了红斑,以为是妊娠斑也没在意。最近几个月,间断出现发热,服用退热药、消炎药都没有效果,还经常烂嘴角、掉头发。到医院查血常规发现血红蛋白、红细胞、血小板都降低,尿蛋白3+,尿红细胞3+/HP,化验ANA 1:1000,抗双链DNA(抗dsDNA)阳性,还有多种自身抗体都是阳性,C3、C4都降低。而这种不明原因发热、面部红斑、反复口腔溃疡、血尿、

蛋白尿,补体降低、多种自身抗体阳性,提示这位患者可能是"狼疮性肾炎"。狼疮性肾炎分为六型,必须依靠肾活检来确定,并指导下一步的治疗以及判断患者的预后。

肾活检前需要准备什么

通过全面了解患者的发病经过,以及一些化验、辅助检查确定患者是否需要及适合做肾活检。准备工作主要包括以下几方面:

1. 病史和查体　医生会通过询问病史,了解有无出血性疾病、心肺疾病,有无使用抗凝和活血药物,并做体格检查、测量血压来评估是否需要及适合做肾活检。患者应详细向医生提供自己的患病经过、症状以及治疗情况。

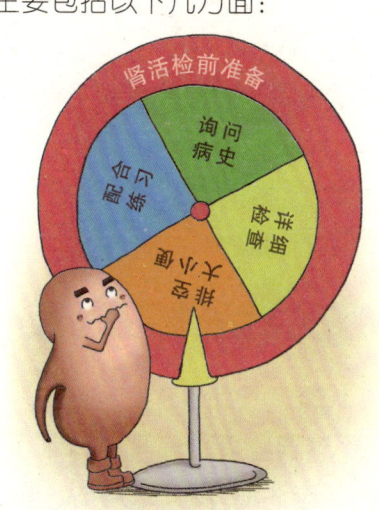

2. 术前常规检查

(1)尿常规及24小时尿蛋白定量,初步判断是否有肾脏病。

(2)肾功能检查:常做的项目为血尿素氮(BUN)、肌酐(Scr),根据升高的多少来判定肾功能是否受损及其程度。

(3)肝功能、血脂、血糖、电解质测定,明确有无肝损害、低蛋白血症、高血糖、高血脂及电解质紊乱。

(4)血常规、凝血功能等,明确有无凝血异常,必要时检测血型并于术前备血。

(5)心电图、心脏及双肾彩超检查心脏功能、肾的形态、结构是否适合进行肾活检。

(6)血清补体、血清免疫球蛋白、自身免疫相关性指标等,用以鉴别继发性肾脏病。

3. 术前其他准备

(1)注意休息,精神放松,术前排空大小便。

(2)训练肾活检时的体位及屏气,屏气约20秒即可,练习卧床排尿方法,以避免术后导尿等不必要的操作。

(3) 了解肾活检的必要性及可能出现的并发症,签署手术知情同意书。

肾活检的操作流程是什么

首先,患者俯卧位,肾穿刺侧腹部下垫入沙袋。

其次,在超声下确定肾活检的部位,并测量穿刺点皮肤距肾包膜的距离。

消毒,铺手术巾,局麻后于超声引导下缓慢进针并迅速取出肾组织1~2条,每条长1~1.5厘米。

最后,将获取的肾组织进行必要的处理后进行免疫荧光、光学显微镜及电子显微镜检查。

肾活检后需要注意什么

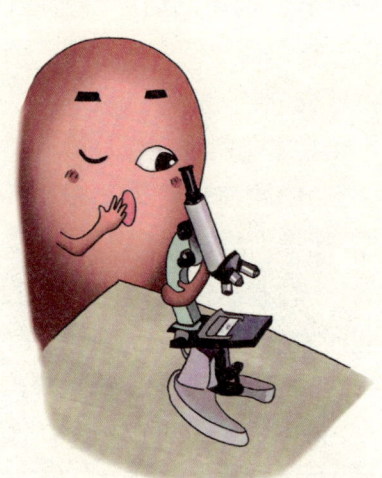

1. 肾活检后6~8小时绝对卧床休息,严禁翻身活动和下床。24小时后可适当下床活动,但一个月内尽量不要做剧烈运动。

2. 患者需多饮水,观察尿液颜色有没有改变,如果出现肉眼血尿或血块时应及时报告医生,积极处理。

3. 测量血压、观察心率,注意有没有腹痛、腰痛以及疼痛的性质、程度及持续时间,如果发现异常及时报告医生。

肾活检主要的并发症有哪些

肾活检是一种相对安全的检查手段,但毕竟是一种有创性检查,其并发症不可能完全避免。主要的并发症是出血,有以下两种形式:

1. 血尿　肾活检后,几乎100%的患者均存在镜下血尿,常于数日内消失,一般无须处理。肉眼血尿的发生率较低,一般不超过5%,多数延长卧床时间后可在数日内消失。如果出现肉眼血尿或血块时应及时报告医生，积极处理。

2. 肾周血肿　肾活检后 50%～90% 的患者会出现肾周血肿，血肿一般比较小，患者无自觉症状，无须特殊处理。较大血肿发生率很低，多在穿刺后当天出现，患者可以出现腰痛、腹痛、恶心、呕吐等症状。出现较大血肿时应严格限制患者活动，大多能在 3 个月内自行吸收。如果出现血红蛋白及血压下降，则应考虑输血输液，甚至外科手术处理。

其他并发症如穿刺部位感染、动静脉瘘、误穿其他脏器等，发生率非常低，在此不一一赘述。

肾病综合征带来的可怕并发症

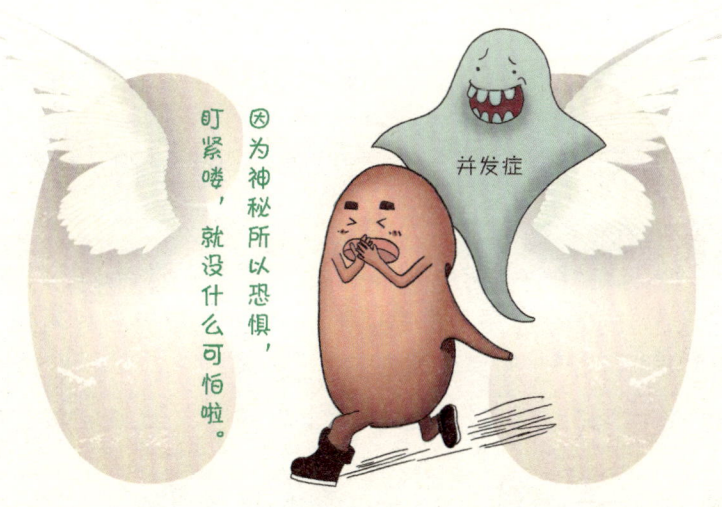

因为神秘所以恐惧，盯紧喽，就没什么可怕啦。

近日，肾内科张医生接连接诊了两名患者。

一个是年仅 28 岁的小吴，因为感冒后颜面水肿 2 周到当地医院看病。化验检查符合"肾病综合征"诊断。同时小吴还有咳嗽、咳痰、发热，胸部 CT 提示存在肺部感染，因此给予抗生素及利尿药物消肿治疗。治疗后，小吴水肿减轻、体温恢复正常，但随后出现痰中带血、咯血、进行性气短、胸闷、呼吸困难,经螺旋CT肺动脉造影(CTPA)检查证实为肺动脉多发栓塞。立即急诊,收住重症监护病房,经积极抗凝及激素等治疗后,气短、呼吸困难明显减轻,病情逐渐平稳。

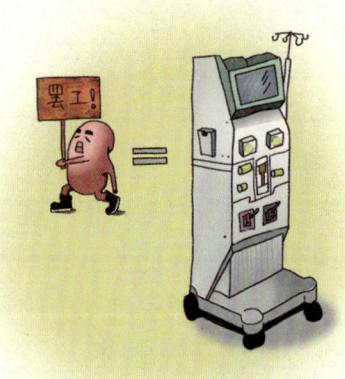

另一个患者老周,今年53岁,有肾病综合征病史5个月,一直口服激素治疗。3周前受凉后出现咳嗽、咳黄黏痰、低热,以为是"感冒",没引起重视。10天前逐渐出现全身水肿、尿少、气短,才到医院看病。胸部CT提示重度感染,血常规化验白细胞非常高。急诊入院后应用抗生素治疗,症状不见好转,却出现肾功能恶化,血浆白蛋白逐渐降低。经过输白蛋白、加强抗感染及血液透析等抢救措施,感染得到有效控制,但血肌酐却未下降。小吴和老周都有一个疑问,我得的仅仅是肾脏病,可为什么差点要了命呢?

让我们一起来了解一下肾病综合征都有哪些可怕的并发症吧!

不可小觑的感染

感染是肾病综合征患者最常见的并发症,也是导致其复发和疗效不佳的主要原因,严重时甚至可造成死亡。

为什么肾病综合征患者容易发生感染呢? 主要有以下几方面原因。

- 低蛋白血症及营养不良导致患者抵抗力下降。
- 从尿中丢失某些免疫球蛋白,引起免疫功能紊乱。
- 应用糖皮质激素和一些免疫抑制药物治疗,以致免疫力下降。

最常见的为呼吸道感染,表现为咳嗽、咳痰,甚至呼吸困难。其次为泌尿道及皮肤软组织感染,分别表现为尿频、尿急、尿痛和局部皮肤红肿热痛等。因此,肾病综合征患者一定要注意:当出现感染的征象,如咳嗽、咳痰,尿频、尿急或者皮肤某个部位的红肿热痛时,千万不要大意,请尽快到正规医院诊治,以免耽误病情。

血栓和栓塞

肾病综合征患者容易发生血栓,尤其是膜性肾脏病,其发生率可达25%～40%。血栓、栓塞并发症是影响治疗效果和预后的重要因素。

肾病综合征时,水肿、活动量减少、高脂血症引起静脉瘀滞,血液浓缩使黏滞度增加,纤维蛋白原、一些凝血因子含量过高以及肾上腺皮质激素导致的血液高凝状态均是导致血栓形成的原因。

形成血栓的部位有哪些呢?

- **肾静脉血栓** 此部位最为常见。3/4 的患者血栓缓慢形成,可以没有临床症状。如果是急性肾静脉主干大血栓形成,患者可以突发患侧腰痛、血尿或者原有蛋白尿、血尿加重。B 超提示患侧肾体积明显增大。

- **肺栓塞** 如果患者突然感到气短、胸痛、咳嗽、咯血、痰中带血、呼吸困难,则有可能并发了肺栓塞,应立刻到医院就诊。如果肺动脉主干栓塞或栓塞面积较大,则有猝死的可能。

- **下肢静脉血栓** 如果患者发现自己的双下肢粗细不一样,需要到医院做 B 超等检查,进一步明确有无下肢静脉栓塞可能。

除此之外,脑血管和心脏的冠状动脉也都有可能发生栓塞。

急性肾损伤

老王感冒后诊断"肾病综合征"1 个月了,为了快速缓解症状,除激素外,还接受了频繁的静脉利尿消肿治疗。但是水肿不退反而加重,1 周前恶心、呕吐,复查血肌酐 343 微摩/升。随后转到上级医院,肾活检证实为微小病变性肾脏病伴有急性肾小管间质损伤。入院后血肌酐继续上升,最高升到 1 204 微摩/升,经血液透析、激素等治疗后,最终肾功能恢复正常,尿蛋白(+),好转出院。

导致肾病综合征并发急性肾损伤的原因有哪些呢?

- 肾病综合征导致的低血容量及高凝状态。
- 呕吐、腹泻、使用抗高血压药及大量利尿剂时,都可能使肾血液灌注量骤然减少。

🌰 肾内部的肾间质出现水肿压迫肾小管,而浓缩的蛋白形成管型进一步堵塞肾小管。

蛋白质及脂肪代谢紊乱

肾病综合征患者为什么会出现蛋白质及脂肪代谢紊乱呢?它的危害又有哪些呢?

🌰 长期低蛋白血症可导致营养不良,抵抗力下降,容易发生感染。儿童期可能会影响生长发育。

🌰 与金属结合的蛋白丢失可使微量元素(铁、铜、锌等)缺乏,也会影响儿童的生长发育。

🌰 与内分泌激素结合的蛋白不足可以诱发内分泌紊乱。

🌰 药物结合蛋白可以影响某些药物的代谢,影响药效的发挥。

🌰 高脂血症增加血液黏稠度,促进血栓和心脑血管病的发生。

因此,肾病综合征的患者一定要及时就医,积极治疗,防止各种并发症出现"越拖越重"的情况。

反反复复的肾病综合征

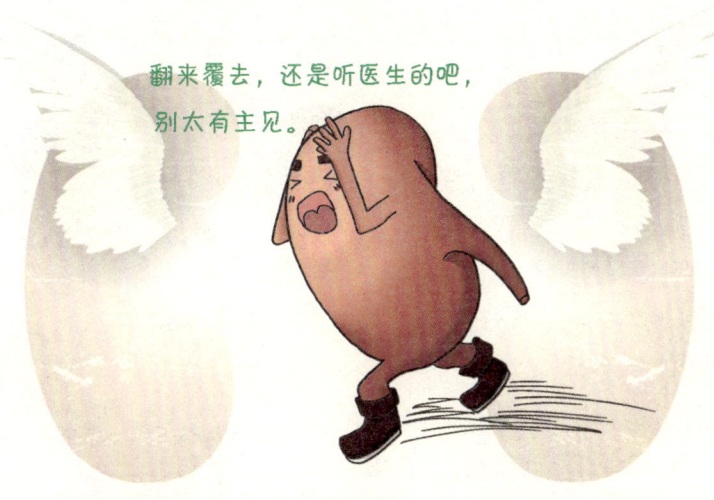

翻来覆去,还是听医生的吧,别太有主见。

小关今年才 24 岁,但已经是肾科的老病友了。她从 5 岁得了肾病综合征,每次用激素很快病情就能控制,但只要感冒、劳累就复发。到现在已经复发了 7 次。在十几年的就医过程中,小关一直处于"治疗—缓解—复发—治疗—再缓解—再复发"的恶性循环中。小关很痛苦,为什么肾病综合征总是复发呢?

肾病综合征复发的原因有哪些

1. 和某些病理类型有关,比如微小病变性肾脏病及轻度系膜增生性肾小球肾炎,激素治疗容易缓解,但更容易复发。

2. 治疗不规范,特别是激素及一些免疫抑制药物减药或停药速度过快都可能会导致肾脏病复发。

3. 存在一些可能会导致肾脏病复发的诱因,比如合并感染(呼吸道感染、肠道感染、泌尿系感染等)、过度劳累及妊娠等。

4. 患者个人方面的因素,比如依从性差、没有严格遵照医嘱用药、自行减药或停药等。

怎样才能预防肾病综合征复发呢

首先,要密切配合医生诊治,尽早明确肾病综合征的诊断。有条件者可行肾活检,从病理上确定疾病性质,然后制订针对性的治疗方案。

治疗方案确定之后,患者在治疗中要做到严格遵守医嘱。肾脏病的治疗过程相对较长,长期服药容易使部分患者产生松懈情绪,或自行停药,或自行调药,因此强调"遵从医嘱"对于减少复发尤为重要。服药一定按剂量按疗程服用,按医生嘱咐的复诊时间定期门诊随访,依据病情变化由专科医师调整药物用量。

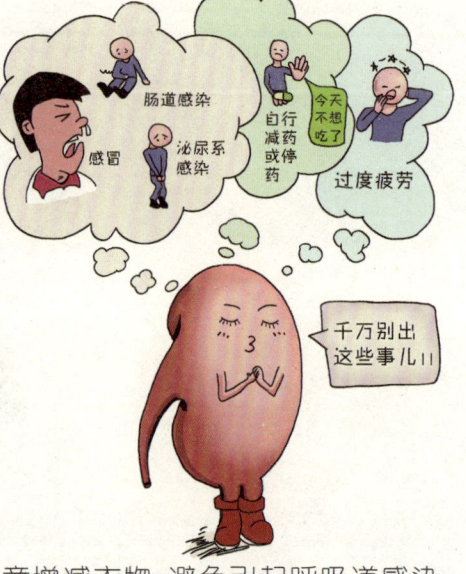

此外,应积极慎重应对感染。在冷热交替的季节,要特别注意增减衣物,避免引起呼吸道感染。平时要注意饮食卫生,特别是夏季瓜果上市的时令,要防止不洁饮食,避免因感染性腹泻导致病情复发。平素要注意适当休息,避免过度劳累、熬夜等。一旦发生了感染,建议尽快到附近医院就医,及时处理。

注重细节、科学对待、预防复发

1. **休息与活动** 肾病综合征时凡有严重水肿、低蛋白血症者应以卧床休息为主,待水肿消退,体力好转后,可下床活动。卧床可增加肾血流量,有利于利尿,并减少与外界接触的交

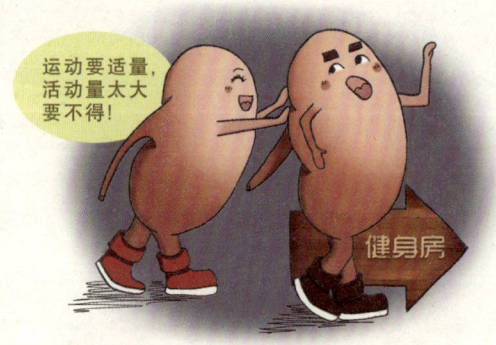

叉感染。但应保持适度床上及床旁活动,以防止肢体血栓形成。当肾病综合征缓解后可逐步增加活动,但应避免剧烈活动,比如打篮球、踢足球等。同时应避免皮肤破损,以免引起感染而加重病情。如活动后尿蛋白增加则应酌情减少活动。

2. 心理护理　由于肾病综合征的治疗周期比较长,病情容易反复,所以患者常有恐惧、烦躁、担忧、焦虑等心理失调表现,这更加不利于疾病的治疗和康复。家庭成员和医护人员有责任帮助他们缓解这种心理障碍。要帮助患者树立战胜疾病的信心,使其明白肾病综合征是可以治愈的,但需要长期坚持治疗,解除其思想顾虑;要相信患者的各种不适症状,积极寻找原因,解决问题;要鼓励患者生活自理,当病情允许时可以让患者回归工作岗位和社会团体,不要自我封闭。

3. 日常护理　如水肿明显、大量蛋白尿者应卧床休息;眼睑面部水肿者枕头应稍高些;严重水肿者应经常改换体位;胸腔积液者宜半卧位;阴囊水肿者宜用托带将阴囊托起。应加强卫生护理,保持室内空气新鲜等。

4. 饮食与营养　因患者常伴胃肠道黏膜水肿及腹水,影响消化与吸收,应进食易消化、清淡的饮食,同时注意以下几方面的问题:

（1）钠盐摄入　水肿时应低盐饮食,以免加重水肿,一般以每天食盐量不超过3克为宜。禁用腌制食品,少用味精及食用碱。

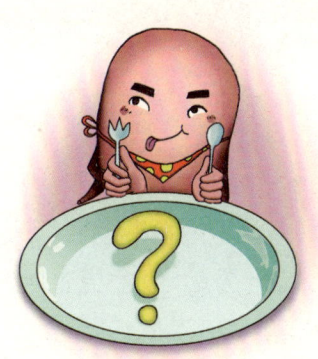

（2）蛋白质摄入　肾病综合征患者应摄入正常量的优质蛋白质（如鸡鸭鱼肉、鸡蛋等,每天0.8~1克/千克）。当出现慢性肾功能损害时,则应减少蛋白质摄入,每天0.6~0.8克/千克。

（3）脂肪摄入　肾病综合征患者常有高脂血症,可引起动脉硬化及肾小球损伤、硬化等,因此应限制动物内脏、肥肉、某些海产品等富含胆固醇及脂肪的食物摄入。

（4）微量元素的补充　由于肾病综合征患者肾小球基底膜的通透性增加,尿中除丢失大量蛋白质外,还同时丢失与蛋白结合的某些微量元素,致使人体钙、镁、锌、铁等元素缺乏,应适当补充。鼓励进食含维生素及微量元素丰富的蔬菜、水果、杂粮等。

5. 药物治疗的注意事项　由于肾病综合征用药很多,应做出标记,以免错服漏服。使用利尿剂的患者应观察尿量、体重、皮肤的弹性变化。服用激素时,应注意副作用,切忌擅自减药量或改变用药方式,不可突然停药。一定要遵循肾脏病专科医生的指导,定期复查,适时调整治疗方案,方可早日康复。

欲速则不达,治疗切记"悠着点"

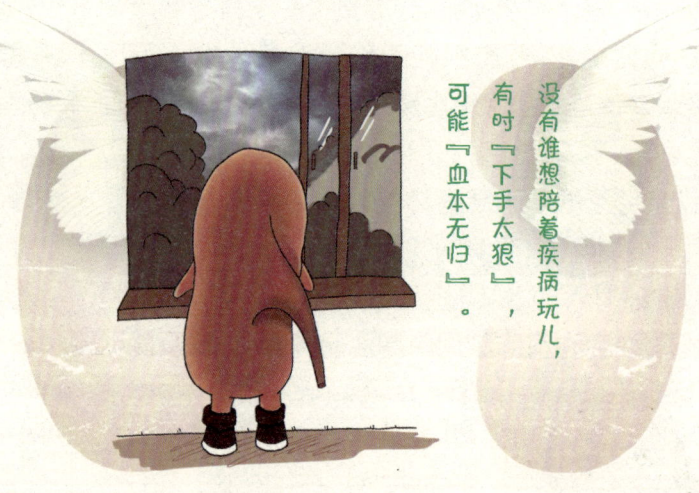

没有谁想陪着疾病玩儿,有时"下手太狠",可能"血本无归"。

有句老话叫作"病来如山倒,病去如抽丝",对肾病综合征的患者来说最形象不过。肾病综合征的患者得病的时候,来势汹汹,全身水肿、腹胀、疲乏、纳差,可是治疗的过程却又很漫长,每天一大把药,尿蛋白的减少却很慢。时间一长,患者就着急了,有没有更好的治疗方法?有没有更快的治疗手段?肾病综合征到底是传统的中医治疗好,还是西医治疗好?有没有一种有效而彻底的治疗肾病综合征的方法?

特别要强调的是,肾病综合征是一组症候群,病因和病理类型不同,治疗方法和效果也相去甚远。凡是确诊该病的患者均应到正规的医疗机构接受肾内科专科医生的综合治疗。目前国际公认的治疗应该以抑制免疫与炎症反应的药物为主。换句话说,就是糖皮质激素及免疫抑制剂治疗为主。一般治疗、对症治疗、中药治疗不能完全替代激素治疗。切忌有病乱投医,听信虚假广告、游医及医托的骗词,贻误病情,甚至人财两空。

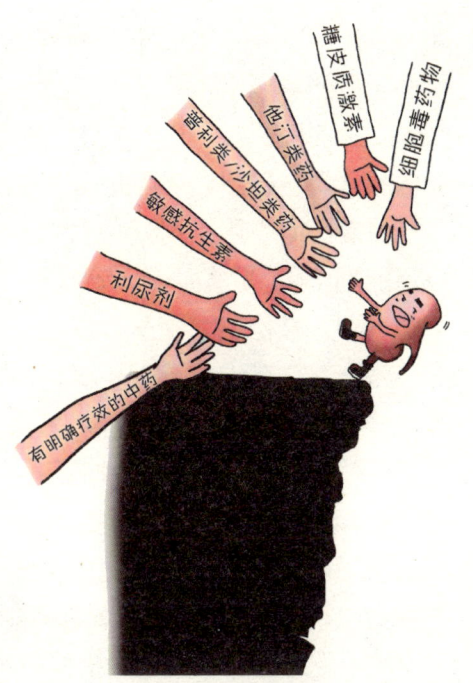

患者老李,8个月前诊断为肾病综合征,肾活检证实为膜性肾脏病,泼尼松(强的松)及环磷酰胺治疗半年后尿蛋白无明显减少。老李着急了,打听到一家私人诊所,据说治疗肾脏病特别有名,打电话到该诊所咨询,对方特别热情,欢迎他过去看病,保证两三个月治好。老李终于看到了"治愈"的希望,凑了几万块钱去了这家私人诊所。两个多月过去了,老李的肾脏病非但没有好转,肾功能反而恶化了,血肌酐升到了900微摩/升左右,钱也花光了。老李这才意识到上当,可为时已晚。在我们日常工作中,这样血淋淋的教训太多了。

抑制免疫与炎症反应

首先需要特别指出,这一部分治疗一定要在正规医院的肾内科专科医生指导下进行,自己或非正规医院的指导都可能加重病情甚至出现严重的副作用,所以以下仅做简单的介绍。

1. 糖皮质激素 即通常所说的激素,应用的总原则:起始足量,减量要慢,维持要长。

(1)起始足量 激素治疗肾病综合征的疗效,与剂量有一定关系。新诊断的病例,开始治疗阶段的剂量要足,才能诱导迅速缓解。成人强的松剂量应为每天1毫克/千克,口服8周,必要时可延长数周。

(2)减量要慢 尿蛋白消失、稳定后可逐渐减量。一般迅速减至

20 毫克/天时,易复发,因此,应强调缓慢减量,剂量愈少,则减量愈慢。切忌自行随意减量。

(3)**维持要长** 按上述方法减量,至小剂量时(10 毫克/天左右),应再服半年左右。通常用此小剂量激素,其不良反应不大。

激素长期应用不可避免会有一定的副作用,如感染、药物性糖尿病、骨质疏松、消化道溃疡出血、皮质功能亢进综合征(满月脸、水牛背)、皮肤疾病(痤疮、紫纹、多毛)、神经精神异常(神志改变、情绪波动、行为异常、失眠)和

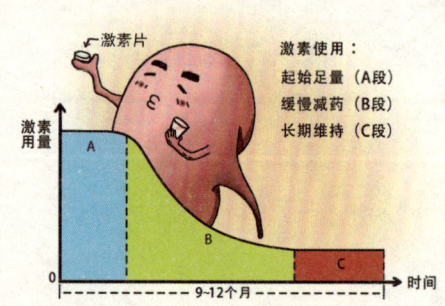

肝功能损害,少数患者还可出现股骨头无菌性坏死等,因此,更强调在医生指导下正确用药,减少或避免副作用。

2. **细胞毒药物及其他免疫抑制剂** 这类药物可用于一些特殊的病理类型,或者病理类型较重以及"激素依赖型"或"激素抵抗型"的患者,需与激素联用,一般不作为首选或单独治疗药物。

(1)**环磷酰胺** 是最常用的细胞毒药物,可口服也可静脉注射,累计量达 6~8 克后停药。主要的副作用有骨髓抑制、中毒性肝损害、性腺抑制、脱发、胃肠道反应及出血性膀胱炎。

(2)**来氟米特、环孢素、吗替麦考酚酯等** 均为免疫抑制剂,由于其用法复杂,需在肾内科专科医生指导下使用,所以在此不一一详述。

对症治疗

1. **利尿消肿** 肾病综合征常用的利尿剂有呋塞米(速尿)、布美他尼、氢氯噻嗪、螺内酯(安体舒通)等。应当依据病情选择药物。严重低蛋白血症利尿剂效果不理想的患者,可考虑给予人体白蛋白或血浆输注,以提高血浆胶体渗透压,改善利尿效果。

需要强调的是:利尿要有度,一味地追求利尿消肿,可能并发急性肾损伤或血栓,则弊大于利。

2. **抗感染治疗** 如有感染存在,应给予敏感的抗生素治疗,为应用激素等免疫抑制剂做好准备,注意尽量选用对肾损害小的抗生素。

3. 减少尿蛋白　目前已证实血管紧张素转换酶抑制剂（ACEI）和血管紧张素受体阻滞剂（ARB）类药物有肯定的保护肾、延缓肾功能恶化和降低尿蛋白的作用。在血压许可的条件下，可以大于常规剂量的药量长期服用，但需要在医生指导下使用。

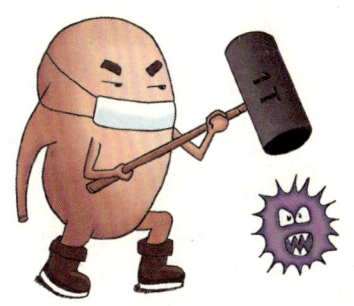

4. 降压治疗　血压越高，对肾越不利。一般肾病综合征的患者应尽量把血压控制在 125/75 毫米汞柱水平以下。

5. 降脂治疗　既往对肾病综合征应用降脂措施重视不够，近年来对降脂药物的应用越来越受到重视，常用市售的降脂药有洛伐他汀、辛伐他汀、普伐他汀、氟伐他汀、阿托伐他汀等，一般睡前服用。但要注意这类药物的肝毒性和肌肉毒性，应在医生指导下应用。

中医中药治疗

一般主张与前述西药联合应用。雷公藤总苷（雷公藤多苷）片是临床应用比较广泛的中药制剂，有降尿蛋白的作用，可配合激素应用。突出的副作用是肝毒性及对月经的影响，需在肾内科专科医生指导下服用。

并发症的防治

对肾病综合征可能出现的并发症采取早期预防、时刻警惕、积极处理的态度，依据病情治疗。

肾病综合征的预后个体差异很大，决定预后的主要因素是肾脏病的病理类型，因此肾活检对疾病而言，无异于诊断的金标准。一般而言，微小病变肾脏病及轻度系膜增生性肾小球肾炎预后较好。膜性肾脏病次之，但病变进展缓慢，发生肾功能衰竭较晚。系膜毛细血管性肾小球肾炎、局灶性节段性肾小球硬化及重度系膜增生性肾小球肾炎预后差，治疗常无效，病变进展较快，易进入慢性肾衰竭，其中系膜毛细血管性肾炎预后最差。另外还有一些因素如大量蛋白尿、高血压、高脂血症长期得不到控制,反复感染及血栓形成都会影响患者的预后。

一旦确诊肾病综合征,患者应坚定信心,做好打"持久战"的准备。在治疗期间,定期复查,及时和医生沟通,以判断疗效和并发症。另外,注意保存好化验单和门诊病历,以备观察病情和调整治疗方案之需。让我们一起努力,打赢治疗"肾病综合征"这场持久战吧!

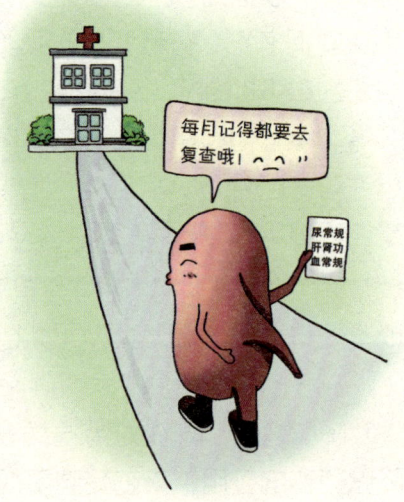

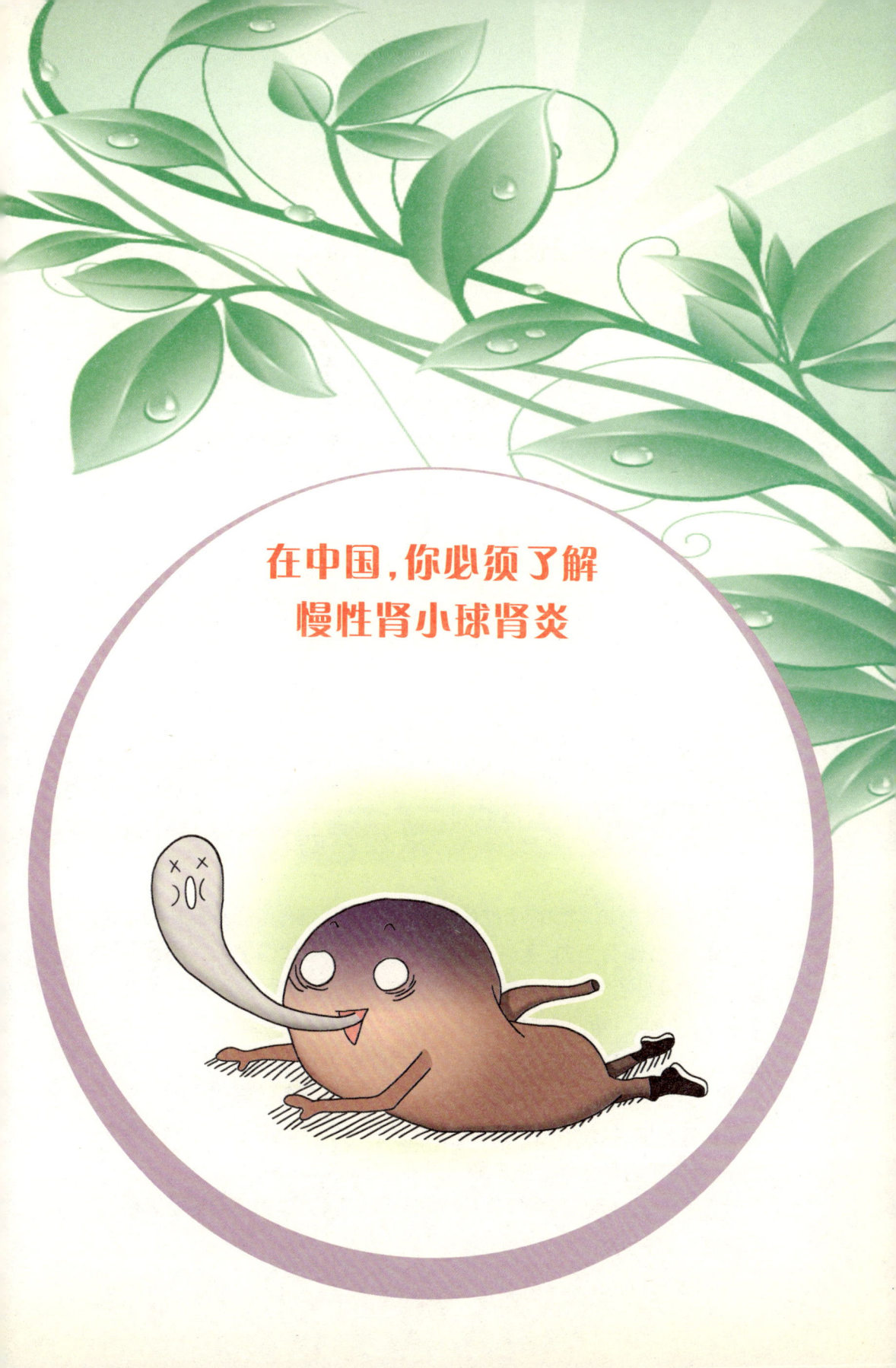

慢性肾炎也有中国特色

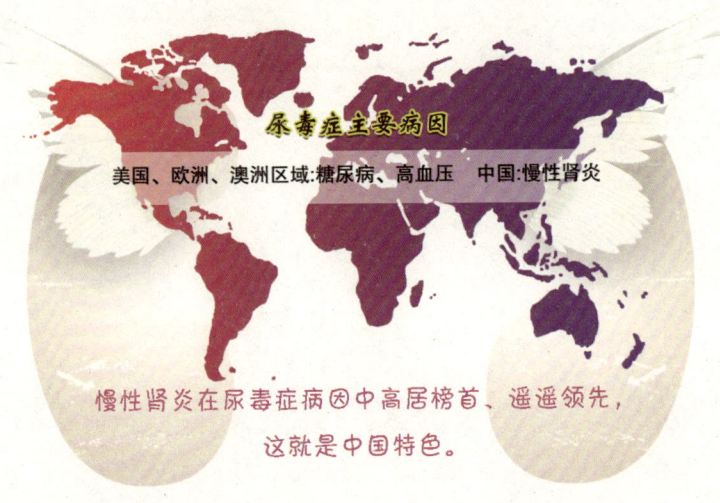

尿毒症主要病因
美国、欧洲、澳洲区域:糖尿病、高血压　中国:慢性肾炎

慢性肾炎在尿毒症病因中高居榜首、遥遥领先，这就是中国特色。

门诊经常听到"大夫,我腰痛,是肾炎吧?""大夫,我盗汗,是肾炎吗?""大夫,我眼肿,是肾炎吗?"……

作为大夫的我们会莞尔一笑,为什么?下边给您讲讲什么才是慢性肾炎。

慢性肾小球肾炎简称慢性肾炎,该病起病隐匿,最初并没有明显的症状和体征,偶有乏力、疲倦、胃口差等。这些症状也常常容易被患者忽略。尿是肾的一面镜子,肾的病变往往会首先引起尿的改变,因此很多患者是发现小便泡沫增加或者小便颜色加深,甚至出现肉眼可见的血尿而到医院就诊。更多的患者则是因体检或其他原因做尿液检查时发现尿里有蛋白和(或)红细胞,才得知自己患有慢性肾炎。同时由于该病病程迁延,病情缓慢进展,再加上社会大众缺乏慢性肾脏病的相关知识,有的患者甚至到了终末期肾脏病(End-stage renal disease,ESRD)的阶段,出现了明显的尿毒症症状,如恶心、呕吐等消化道症状,胸闷、气喘等心力衰竭症状时才被诊断。

慢性肾炎如何起病

慢性肾小球肾炎可发生于任何年龄,但以青、中年男性为主。起病方式和临床表现多样化。常见3种起病方式:

1. 隐匿起病　无明显临床症状,偶有轻度水肿,多通过体检发现此病。

2. 慢性起病　患者可有乏力、疲倦、纳差;眼睑和(或)下肢水肿,伴有不同程度的血尿和(或)蛋白尿,也有患者以高血压为突出表现。

3. 急性起病　部分患者因劳累、感染、血压增高、腹泻或用肾毒性药物等使病情急骤恶化,呈急性发作。

在日常生活中,您是否发觉、注意到了相似的症候呢?您对此重视了吗?您有无因为忽视而延误诊治呢?……也由此,我们反复强调自我保健、定期体检的重要性。

慢性肾炎在慢性肾脏病中的地位

近年来,随着人们生活水平的提高、诊断技术的进步及各种普查、筛查工作的开展,慢性肾脏病(chronic kidney disease,CKD)的患病率呈上升趋势。欧美及澳大利亚的流行病学调查显示,CKD的患病率为11%~16%。我国成年人群中CKD的患病率为10%~12%,与国外报道相近。据此估算我国现有成人CKD患者超过1亿。如此庞大的患者群体,无疑会给家庭及社会带来巨大的经济负担。因此CKD已成为我国,乃至全球亟待解决的重要公共健康问题。

由于地域分布,饮食文化等的不同,使得我国和欧美国家在导致CKD的病因上存在较大差异。到过欧美国家的人应该都有这样的感受,肥胖者随处可见,而肥胖往往伴随着人体代谢的紊乱,如血脂、血糖及血压的异常。因此,在这些国家,糖尿病和高血压是CKD的两大首位因素,占ESRD病因的50%。而在我国,慢性肾炎则是CKD最常见和最主要的病因。从全国各地的流行病学调查显示,在导致ESRD的因素中,慢性肾炎就占50%以上。然而,随着不良饮食习惯和生活方式在我国的蔓延,糖尿病及高血压的发病率逐年上升,糖尿病肾病及高血压肾小动脉硬化症目前已仅次于慢性肾炎,位居第二、第三位,分别占ESRD 的 20% 和 10% 左右。

慢性肾炎的地域分布

我国幅员辽阔,南北、东西气候差异大,民族众多,经济社会发展不平衡,由此导致慢性肾炎的患病率也存在着地区差异。虽然目前并没有专门针对慢性肾炎患病率的流行病学调查,但由于慢性肾炎仍然是我国 CKD 的主要病因,因此从 CKD 的分布差异上,我们大概可以了解慢性肾炎患病率的分布情况。

从现有流行病学调查可以看出,我国中部、北部及西南部的 CKD 的发病率高于东部、南部和西北部。究其原因,可能与这些地区以红色肉类为主、高钾高钠的饮食习惯、饮酒,以及高血压和肥胖的较高发生率有关,同时遗传因素也起着一定的作用。

另外,虽然农村糖尿病、代谢性疾病及高尿酸的发生率低于城市,但由于其卫生保健条件差、受教育程度低、高血压控制差、高血脂发病率较高,因此农村的 CKD 的发病率高于城市。

值得一提的是,在我国的高海拔地区,由于受到气候及气压等环境因素的影响,CKD 的患病率也不同于其他地区。流行病学研究显示,我国西藏的 CKD 发病率为 19.1%,明显高于国内其他地区,与国外高海拔地区 CKD 的调查结果相似。

综上,CKD(或者说慢性肾炎)的发生具有地域分布差异,而这种差异实际上是与当地的环境气候、饮食文化、经济发展水平及个体遗传背景息息相关的。

慢性肾炎最常见的病理类型

慢性肾炎病理类型多样,可表现为肾小球弥漫性或局灶节段性系膜增殖、膜增殖、膜性、微小病变、局灶硬化等,并可伴有不同程度的肾间质小管炎症及纤维化等。其中以肾小球系膜区 IgA(免疫球蛋白 A)或以 IgA 沉积为主的系膜增生性肾小球肾炎,即 IgA 肾病最为常见,目前此病也是我国乃至全球最为常见的原发性慢性肾小球疾病,是导致

ESRD 最主要的原因之一。25%～30% 的患者在出现临床症状后的 20～25 年内进展到 ESRD。IgA 肾病的发病率各地报道不一，存在明显的地域差异，我国 IgA 肾病的发病率在 30%～40%。

我国是人口大国，虽然慢性肾脏病的患病率与国外相近，但患者群体规模很大，成为我国卫生经济领域的重大负担。通过流行病学调查，我们已经找到很多与该病有关的危险因素，包括高龄、高血压、糖尿病、高脂血症、高尿酸、肾毒性药物等，这其中除了年龄不能控制外，其他危险因素都是可治可防的。因此，通过开展科普宣传提高公众认识、早期筛查控制并消除高危因素、早期发现并给予必要的治疗等手段，可以有效防止 CKD 的发生发展，进一步减少和延缓 ESRD 的发生，降低患者心血管并发症的发病率及死亡率。

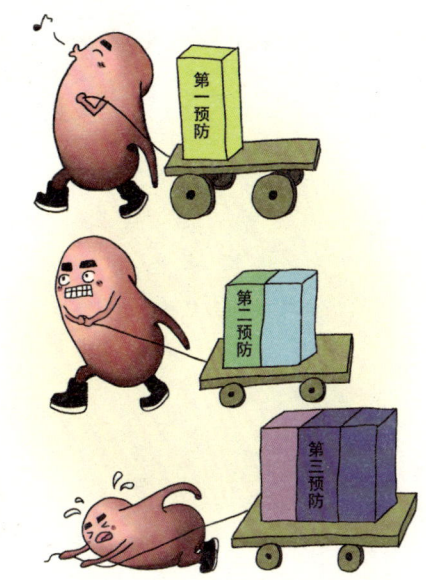

在中国，你必须了解慢性肾小球肾炎

IgA 肾病，一种最常见的肾炎

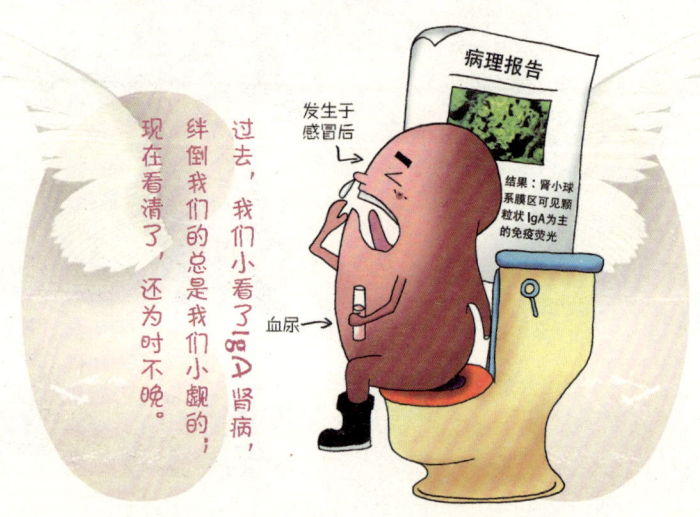

过去，我们小看了 IgA 肾病，绊倒我们的总是我们小觑的，现在看清了，还为时不晚。

一位 23 岁的男性，在体检时发现尿常规检查异常，其中尿红细胞 2+，蛋白+，但是未感任何不适。后又多次复查尿常规，尿红细胞始终阳性，为进一步明确诊断，行肾穿刺活检，见肾小球系膜区大量 IgA 沉积，肾脏病变轻微，确诊为 IgA 肾病。那么，何谓 IgA 肾病呢？

什么是 IgA

IgA 即免疫球蛋白 A，在正常人血清中的含量仅次于 IgG，占血清免疫球蛋白含量的 10%～20%。按其免疫功能又分为血清型及分泌型两种。其中分泌型 IgA 存在于分泌液中，是机体黏膜局部抗感染免疫的主要抗体。故又称黏膜局部抗体。在机体感染时，人体内产生抗微生物抗原的 IgA 抗体，大量 IgA 和 IgA 免疫复合物在肾小球

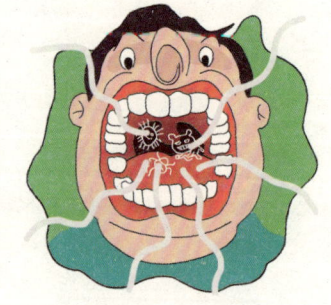

系膜区沉积,激活了机体的免疫机制,从而引起肾损伤。

什么是 IgA 肾病

IgA 肾病在 1968 年由 Berger 首先描述,以肾小球系膜增生及系膜区显著弥漫的免疫球蛋白 A(IgA)沉积为特征的一组肾小球疾病。该病是世界范围内常见的原发性肾小球疾病,也是我国最常见的原发性肾小球肾炎类型,其临床及病理表现多样,临床结局不一,多数患者表现为良性血尿及肾功能终生稳定,而 15%～40% 患者最

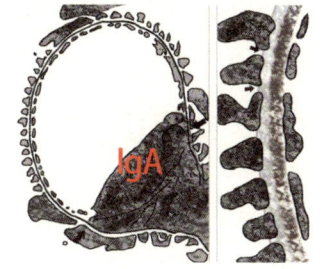

终可进展至终末期肾脏病。近年来,随着研究越来越深入,我们对 IgA 肾病也有了不少新的认识。

为什么会得 IgA 肾病呢

IgA 肾病的确切发病机制尚未完全清楚,目前普遍认为本病是受多个基因和环境因素共同影响的复杂性疾病,即具有遗传易感性的个体,在环境等因素的作用下,触发和激活了机体的免疫机制,从而介导了肾炎症和损伤。

其中,遗传因素在 IgA 肾病的发病中起着重要作用。流行病学调查显示,部分 IgA 肾病患者有家族聚集现象,家族性 IgA 肾病占全部患者的 10%～15%,其遗传方式多数表现为不完全外显的常染色体显性遗传模式。

IgA 肾病有什么特点

IgA 肾病可发生在任何年龄,但 80% 患者在 16～35 岁发病。该病多发于青壮年,发病前常有上呼吸道感染等病史,男女之比为 2∶1。IgA 肾病发病具有种族和地域差异性,在亚太地区占原发性肾小球疾病的比例高达 40%～50%,而美国的黑人低发区只占 2%。一般而言,白种人、黄种人的发病率明显高于黑种人。在中国人群中,IgA 肾病的发病率占原发性肾小球疾病的 26%～34%。

IgA 肾病的临床和病理表现具有很大的多样性。临床上可表现为隐匿性肾炎,也可表现为急性肾炎综合征,少数甚至可合并急性肾衰竭。IgA 肾病是原发性肾小球疾病中呈现单纯性血尿的最常见病理类型,占 60%~70%。目前提出对 IgA 肾病进行临床分型,以指导相应的临床治疗。具体分为:单纯性镜下血尿型,尿检异常型,反复发作肉眼血尿型,新月体型,大量蛋白尿型,高血压型和终末期肾衰型等型。

如何确诊为 IgA 肾病

生活中,若您感冒后出现肉眼血尿或体检发现显微镜下血尿或(和)无症状性蛋白尿,请及时到医院的肾脏病专科就诊。此病的血尿为肾小球性(畸形红细胞为主),蛋白尿为高、中分子或混合性蛋白尿,血清 IgA 可能升高;行肾穿刺活检免疫病理检查,在肾小球系膜区可见 IgA 为主的颗粒状免疫复合物沉淀,是确诊 IgA 肾病的必备条件,也是诊断的金标准。

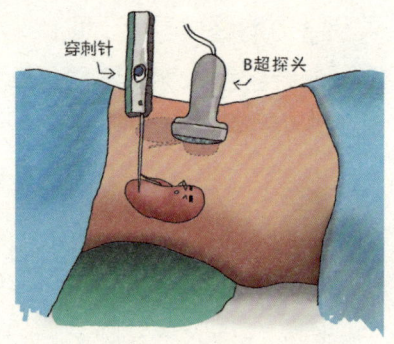

感染与 IgA 肾病

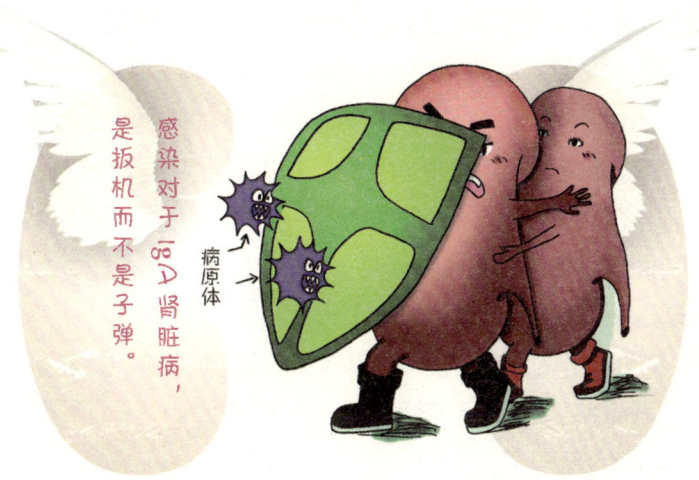

感染对于 IgA 肾脏病，是扳机而不是子弹。

病原体

病例一：小李，男，26 岁，患有慢性扁桃体炎 5 年。近 2 年常常在感冒或发热 1～2 天后发现自己的尿色加深，甚至出现肉眼血尿。到医院就诊，查尿常规：红细胞（2+），蛋白（2+）。进一步住院行肾穿刺活检确诊为"IgA 肾病"。

病例二：小吴，女，37 岁，已确诊"IgA 肾病"3 年了，平常在肾内科规律随访，查血肌酐（反映肾功能的指标）多在正常值范围。今年 3 月份淋雨受凉后患上了肺炎，到医院查血肌酐明显升高了，是平常的 2 倍，住院及时治疗肺炎后，血肌酐又降回到平常的水平。

上述的两个病例给我们重要的启示，感染与 IgA 肾病存在着千丝万缕的联系。但是，读者可能会百思不得其解：不是肾的感染，又怎么会与 IgA 肾病扯上关系呢？

感染可能诱发 IgA 肾病

根据病情急缓，感染可以分为急性感染和慢性感染。IgA 肾病的发病可能与慢性感染关系较大。

尽管目前还没有确切的证据证实感染会导致IgA肾病,但临床上我们经常会发现IgA肾病的患者同时合并一些慢性炎症,如慢性扁桃体炎、慢性牙龈炎、慢性鼻窦炎等。临床医生治疗这些慢性炎症后,部分IgA肾病患者的病情得到了明显的缓解。

有学者对合并扁桃体炎的IgA肾病进行临床观察,平均观察时间15年。结果发现行单纯性扁桃体切除术后,83.2%的患者的肾功能仍然稳定;而未行扁桃体切除术的患者中,仅63.7%获得肾功能的稳定。由此可见,慢性感染可能在IgA肾病的发病过程中有重要意义。

深入研究发现,IgA肾病的发病与免疫蛋白分子IgA1的过多生成关系密切,而这种IgA1分子的产生又与人体黏膜免疫异常相关。人体在发生黏膜感染(如上呼吸道、胃肠道及泌尿系感染)后,体内这种IgA1分子的生成也随之增加。时间久了,越来越多的IgA1分子在肾沉积,最后引发免疫和炎症反应导致IgA肾病的发生。因此,慢性感染可能是IgA肾病的重要诱因。

感染加重IgA肾病

不管是慢性感染,还是急性感染,都可能加重IgA肾病。如病例一,感染时出现血尿加重,是IgA肾病患者病情加重的表现之一。如果这时我们给患者行尿常规检查,可能还会发现患者尿蛋白也增加了。严重的感染(如病例二)还会导致患者血肌酐的升高,表明肾的损害也加重了。

感染本身会激发体内的炎症反应,加重肾的负担,从而直接加重肾的损害。除此以外,感染还会像扳机点一样,激活体内的免疫系统,引发异常的免疫反应,例如导致异常的IgA分子生成,从而间接地加重了IgA肾病。

如果体内某些部位感染反复发作,或已经成了一种慢性感染,对肾就会造成长期的、持续的损害,这将对我们治疗肾脏病造成不良的影响。其实不仅仅是IgA肾病,感染对其他类型的肾脏病都是百害而无一益。

IgA 肾病患者该如何应对感染

1. 预防感染是重中之重。中医有云"大医治未病之病"。西医医学里,有专门的预防医学,这与中医的治未病之理是异曲同工的。预防感染,不管是对 IgA 肾病的治疗,或是身体综合素质的调理,都有积极的意义。预防措施中,很重要的就是注意个人卫生、防寒保暖,病情较轻患者应适当运动以增强体质。

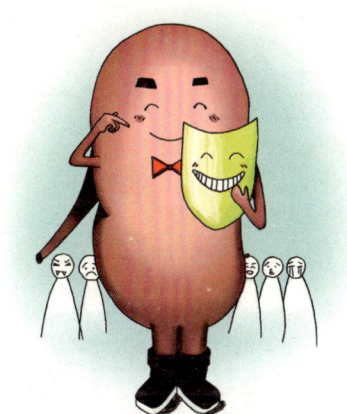

2. 急性感染应积极治疗 对已存在明显感染迹象的 IgA 肾病患者,尤需积极诊治。尤其是细菌性病原体引起的感染,治疗越早,效果越好,应及早地去除感染对肾的影响,预防肾脏病的加重。部分正在使用激素或免疫抑制剂的 IgA 肾病患者,由于自身免疫力受到抑制,有时可以合并非常严重的感染。因此,当 IgA 肾病患者合并感染时,应尽早到正规医院的肾内科专科就诊,部分患者还需住院治疗。

3. 慢性感染应尽量根治 对于新诊断的 IgA 肾病患者,应常规排除口腔、耳、鼻、咽喉等部位存在的隐匿感染。有些隐匿的感染往往因为症状不明显而被忽视。对已确诊的慢性感染灶,在相关专科医师的评估下,如利大于弊者,应尽量进行根治。例如,合并慢性扁桃体炎者,可以考虑在耳鼻喉科行扁桃体切除术;合并龋齿者,可在口腔科拔除龋齿,并给予相应的处理。

血尿与 IgA 肾病

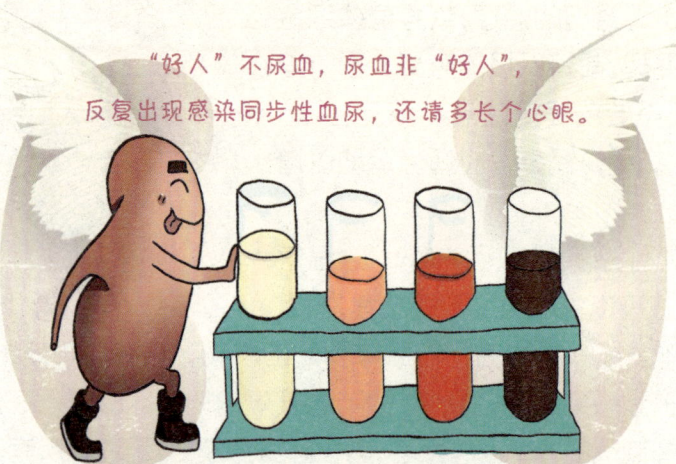

"好人"不尿血,尿血非"好人",
反复出现感染同步性血尿,还请多长个心眼。

血尿是 IgA 肾病的常见、特征性临床表现,常在上呼吸道感染(少数伴有肠道或泌尿系感染等)后几小时或 1～2 天出现,故曾有人称之为"感染同步性血尿"。

什么是"血尿"

血尿是不是就是"像血一样的红色"小便呢?其实,血尿,既包括我们肉眼能够看到的血样或红色尿,也包括我们平时在医院做尿液检查时发现的"镜下血尿"。不能被肉眼所识别,只有通过医生使用显微镜检查才能确定尿液中有超过正常数量的红细胞,这种血尿就叫"镜下血尿"。肉眼血尿,一般来得"气势汹汹",有时红得"发黑发紫",有时就像"酱油"一样,着实吓人,突然发现这样的血尿,很多人会非常紧张,甚至惊慌失措,立马去医院看病;然而,镜下血尿的存在是"无声无息"、"不痛不痒"的,人们对镜下血尿的重视程度则是远远欠缺。但是,您知道吗?在我们国家的普通人口流行病学调查发现,镜下血尿的患病率将近4%，也就是说，13亿的中国人口中，有将近5 200万人都"不知不觉"存在有镜下血尿。

出现血尿就一定是得了肾炎吗

如果出现肉眼可以识别的血尿，或者是体检发现的镜下血尿，是不是就患上肾小球肾炎了呢？其实也不然。血尿出现的可能原因有很多，首先，有可能是因为污染，像痔疮、月经或子宫、阴道原因导致的出血污染了尿液，就可以出现血色的小便，但这并不是真正的血尿；其次，也可能是因为服用了某些药物、蔬菜、色素、染料、试剂等含色素类物质所致的红色尿，如结核患者服用利福平以后出现的橘红色小便；再次，肾脏病以外的其他疾病，如尿路细菌感染、肾结核、肾结石、膀胱结石、膀胱肿瘤或者泌尿系统畸形，也都有可能形成血尿。

发现血尿后怎么办

出现血尿后，最正确的做法是尽快到医院就诊。当然也有必要多了解一些相关知识，便于自我观察、自我保健。如果是女性患者，首先应想想是不是月经来了？如果不是，留意下有没有尿频、尿急、尿痛或者发热、腰痛，是不是存在细菌感染或者是出现了结石呢？男性患者的话，就要注意是不是存在前列腺炎、痔疮等情况。更多的患者可能是体检时发现有镜下血尿，这时候可能就会觉得百思不得其解，为什么我一点症状都没有，却出现了血尿呢？

对于血尿，最重要的检查就是尿红细胞位相检查。通过尿红细胞位相检查，我们就能判断血尿的来源了。简单地说，就是能够判断血尿是由于肾脏病引起的，还是非肾脏病引起的。这种检查的机制是：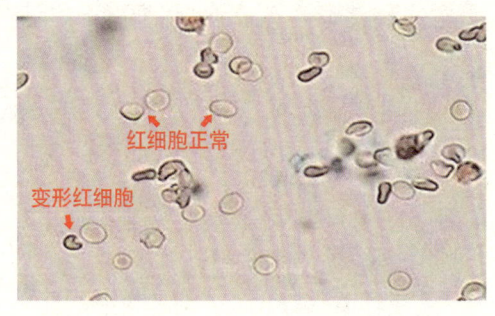
当肾发生病变时，血流中的红细胞从病变的肾组织"挤"出来进入尿液中，于是尿液中就出现了"奇形怪状"的变形红细胞，而通过尿红细胞位相检查就能清楚地看到这些变形的红细胞。

需要指出的是，IgA肾病患者的尿液中会有变形红细胞，但是尿液中有变形红细胞的患者却不一定都是IgA肾病，因为几乎所有类型的肾小球疾病都会导致这类现象的出现，因此，想要明确到底是不是IgA肾病，只能通过肾穿刺活检术，真正的看到肾组织的病变才能"对号入座"。而且，肾活检可以明确IgA肾病的病变程度，有助于指导下一步治疗。在我国，由于血尿行肾穿刺活检而确诊的肾小球疾病，大多数都是IgA肾病，比例大约是50%。

伴有血尿的IgA肾病如何治疗

IgA肾病会在多种诱因下发生肉眼血尿和镜下血尿，上呼吸道感染是最常见的诱因，例如，有些患者急性扁桃体炎发作后，就会出现"酱油色"或"洗肉水样"的肉眼血尿。这时候最重要的是在专科医生的指导下积极治疗和控制上呼吸道感染，并注意多饮水，休息。

对于那些已经确诊了IgA肾病的患者来说，非肉眼血尿发作期，我们提倡适当锻炼，增强体质，健康生活，并积极认真地避免潜在感染源。大家肯定都很想知道，临床表现为血尿的IgA肾病预后如何。据目前研究结果显示，10%~20%的患者会获得完全缓解，也就是说在确诊治疗出院后，多次复查尿检都没有镜下血尿；10%~40%的患者会出现肾脏病进展，包括出现明显的蛋白尿、高血压或肾功能明显下降，而大约2%患者会发展进入肾衰竭，也就是俗称的"尿毒症"。

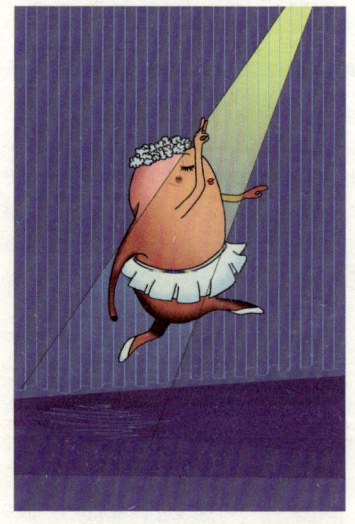

由此看来，临床表现为血尿的IgA肾病虽然是一个相对良性的病变过程，但也存在着恶化的风险，既不能完全弃之不顾，也不能太过焦躁激进。尤其是有部分患者，多次行尿常规检查都存在尿隐血+~2+，无其他不适，那么这些患者的处理上不需要过度治疗，不要盲目地为了消除"血尿"而胡乱投医，定期复查

随访才是关键。其实,作为患者,对自己最负责任的做法就是,避免过度的紧张和担忧,保持适度的自我关注,在专科医生的指导下定期复查尿检和肾功能,正规用药治疗。

慢性肾炎恶化的因素

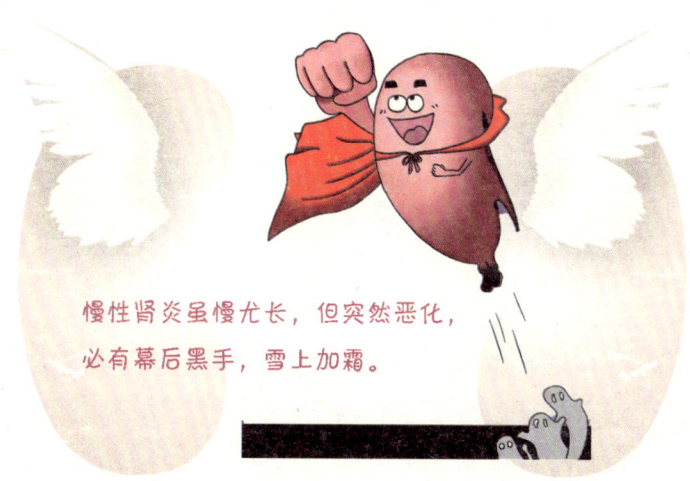

慢性肾炎虽慢尤长,但突然恶化,必有幕后黑手,雪上加霜。

IgA 肾病的药物治疗

基于目前医学研究的成果,对于 IgA 肾病治疗中常用的有关血管紧张素转化酶抑制剂(ACEI)/血管紧张素受体拮抗剂(ARB)、糖皮质激素(以下简称激素)、免疫抑制的治疗原则如下:

(1)ACEI/ARB:对于蛋白尿超过 0.5 克/天以上或存在高血压(>130/80 毫米汞柱)的 IgA 肾病患者均应当加用 ACEI/ARB 类药物治疗。

(2)经 ACEI/ARB 治疗后蛋白尿持续超过

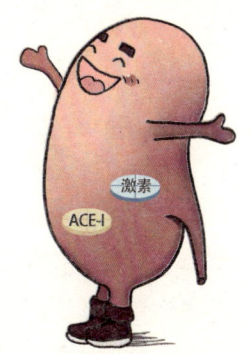

1克/天的患者,建议加用激素治疗6~8个月。

(3)对于进展性IgA肾病(血肌酐每年升高超过15%,或血肌酐133~250微摩/升)并且病理上肾小球硬化不超过50%的患者,可用激素联合环磷酰胺治疗。也可以联合其他免疫抑制剂的应用,比如:霉酚酸酯(MMF)、硫唑嘌呤、环孢素A等,疗效有待进一步研究观察。

(4)其他治疗措施:绝大多数研究表明扁桃体切除可能有助于减轻血尿、蛋白尿的急性发作。来自美国的前瞻性随机对照研究表明采用鱼油6~12克/天对于进展性IgA肾病具有肾功能保护作用;然而上述研究并未被其他研究所证实。

由于IgA肾病是一种慢性进展性疾病,随着更多随机对照研究的进行,将会有更好的证据来指导临床医生选择治疗方案,延缓患者肾功能损害的进展。

揪出IgA肾病恶化的罪因

患者小李和小王都诊断为IgA肾病,小李的肾功能一直稳定在正常水平,而小王的肾功能则逐渐恶化,最终需要透析治疗。为什么有的IgA肾病患者肾功能维持正常,而有的患者则进行性恶化呢?

1. 导致IgA肾脏病恶化的罪因 很多因素与IgA肾病的恶化有关,如男性、老年、血尿、蛋白尿、肾脏病理受损严重、高血压、低白蛋白血症、高尿酸血症、肾毒性药物及食物、感染等,其中主要因素有:感染、肾毒性药物及食物、大量蛋白尿(蛋白尿>1.0克/天)、低白蛋白血症(血清白蛋白<35克/升)、高尿酸血症(血清尿酸>430微摩/升)及高血压(血压>140/90毫米汞柱)。

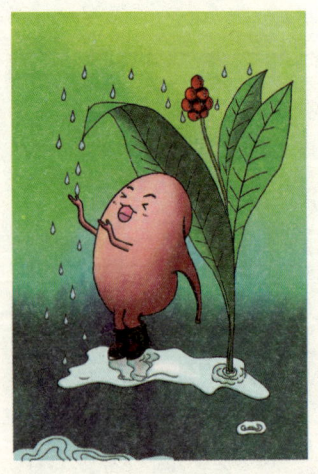

2. 如何预防IgA肾病的恶化 如此多的因素与IgA肾病的恶化有关,我们将如何揪出这些罪因,预防IgA肾病恶化呢?

(1)防治感染 IgA肾病患者可通过注意个人卫生、防寒保暖、适当运动增强体质来预防感染。若是发生感染应及早到正规医院的肾内科治疗；对于长期存在的慢性感染应尽量根治，拔除隐藏在体内的"定时炸弹"。

（2）避免使用肾毒性的药物　IgA肾病患者应定期到正规医院随访，使用新的药物或调整用药应首先询问过肾内科医生，切忌道听途说某药物好自行服用，或是自行调整药物剂量。

（3）正规治疗并控制蛋白尿　降低蛋白尿的方法：

🫘 **饮食**：低盐饮食可降低肾小球滤过率，从而减少尿蛋白的滤过；过多蛋白质的摄入增加小球肾蛋白质的滤过，从而加重肾损害，故有肾功能损害的患者需要限制蛋白质摄入。

🫘 **药物治疗**：常用的药物有血管紧张素转换酶抑制剂、血管紧张素受体拮抗剂、激素、免疫抑制剂等，药物治疗多需要较长的时间，同时需要持续、规律地服用药物，自行更改药物、停止药物会明显影响治疗效果。

（4）改善低白蛋白血症　控制蛋白尿是改善低蛋白血症的首要措施，若盲目增加蛋白质的摄入而不控制蛋白尿，反而会增加尿蛋白的排出，加重肾损害。

（5）预防高尿酸血症　预防血尿酸升高最重要的是减少尿酸的生成，减少海鲜、啤酒、肉汤、坚果类等含大量嘌呤的食物摄入，多食用蔬菜、水果，痛风未发作时可使用别嘌呤醇抑制尿酸生成；同时还可以食用苏打水、碳酸氢钠等碱性物质促进尿酸排出。

（6）治疗高血压　控制好血压可减少心脏、脑血管、肾等器官的损伤，怎样控制血压呢？血压需控制在怎样的水平呢？以下方法可以选择：①改善生活方式：适当的运动、充足睡眠、低盐饮食、戒烟等；②降压药的使用：长期、规律服用降压药，同时根据患者的具体情况选择药物，推荐联合、小剂量使用降压药以达到最优的降压效果，并且副作用最小，目前认为血压应控制在130/80毫米汞柱较为理想，过低、过高的血压都对机体不利。

IgA肾病的个人如何护理

1. 积极预防上呼吸道感染，反复扁桃体炎诱发血尿及尿检异常发作的患者可行切除治疗。增加抗病能力，避免受凉，减少感染的机会，一旦出现各种感染,应及时应用强有力的抗生素以及早控制感染。

2. 保证充足的睡眠,每天应在8小时以上,卧床休息至肉眼血尿消失,给予低盐、低脂、低磷、高钙、优质低蛋白饮食,如牛奶、鱼。少食动物内脏和易过敏的食物等。

3. 加强皮肤护理,保持皮肤完整。嘱患者常洗澡勤换内衣,修剪指(趾)甲;选择无刺激或刺激性小的洗护用品。

4. 急性肉眼血尿期,适当休息,避免剧烈运动。但病情稳定时,可进行适当的锻炼,如练气功、太极拳等。需注意的是,临床表现为血尿的 IgA 肾病虽然是一个相对良性的病变过程,但也存在着恶化的风险,既不能完全弃之不顾,也不能太过焦躁激进。尤其是有部分患者,多次行尿常规检查都存在尿隐血+,无其他不适,那么这些患者的处理方法是,不需要过度治疗,不要盲目为了消除"血尿"而乱投医,定期复查随访才是关键。

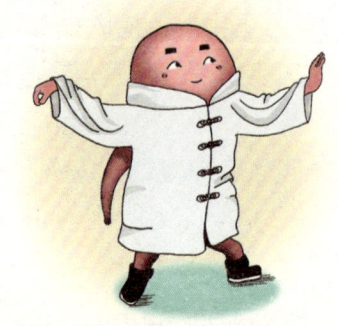

5. 药物治疗要在医生的指导下进行,避免应用对肾有损害的药物,如庆大霉素、丁胺卡那等。

通过以上的学习,您学会正确认识慢性肾小球肾炎了吗?学会自我保护您的肾了吗?

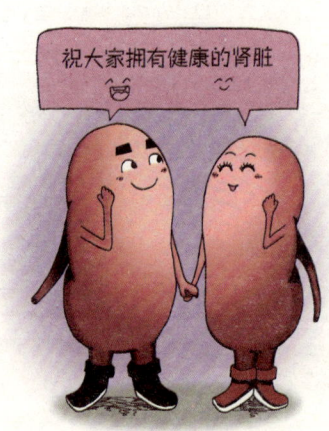

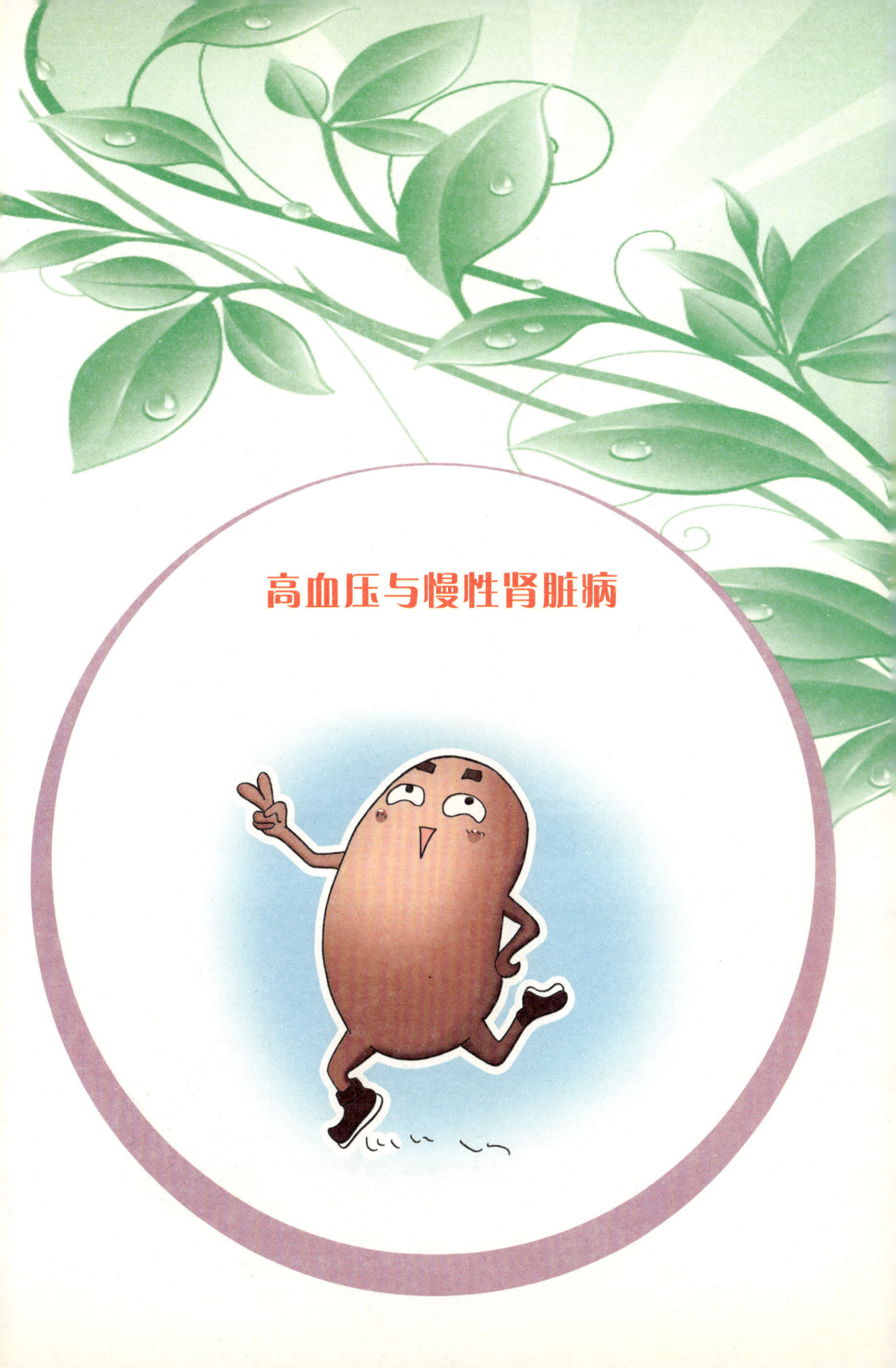

鸡生蛋？蛋生鸡？——肾脏病与高血压的因果论

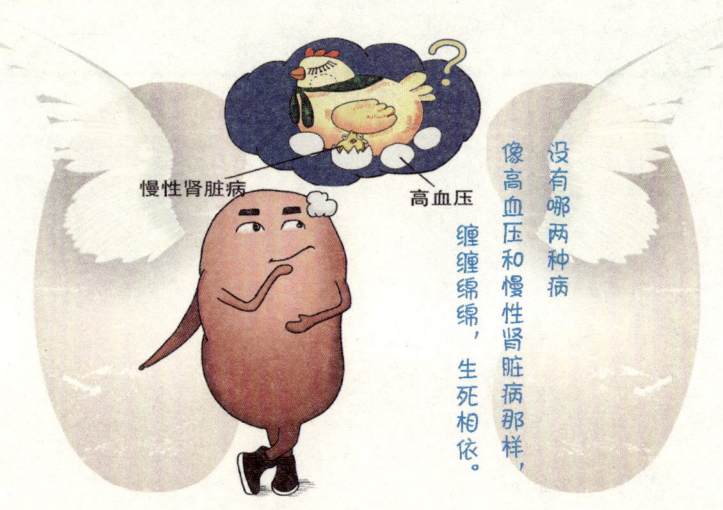

没有哪两种病像高血压和慢性肾脏病那样，缠缠绵绵，生死相依。

如影视明星一样，高血压在人类疾病谱中知名度非常高，号称国人"第一疾病"。近年来的统计数据表明，我国患高血压病的人数呈明显上升趋势，高血压的患病率在我国人群中接近20%。与高知名度的高血压相比，还有一个"隐形杀手"常与高血压相伴存在，那就是慢性肾脏病（CKD）。在我国CKD整体患病率约为10.8%，而在40岁以上人群中则高达18.7%。值得关注的是，高血压和CKD不仅属于高发病，而且当这两种病"勾结"起来后，就会"形影不离，狼狈为奸"，严重危害患者的生活质量和生命健康，甚至导致某些患者过早地停泊在人生的终点。

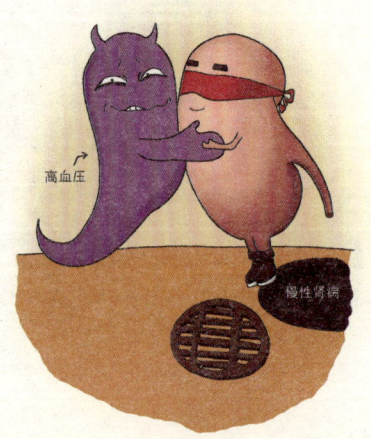

大家可能会好奇,高血压和慢性肾脏病之间有什么关联吗?医学专家告诉我们,长期高血压可以引起肾脏病,而肾脏病也会导致高血压。仔细想想,就会产生这样的疑问,这两者孰先孰后呢?这个问题听起来像我们经常争论的一个有趣的千古难题——究竟先有鸡后有蛋,还是先有蛋后有鸡?其实,与鸡和蛋二者关系不同的是,高血压和肾脏病两者之间像是一对孪生姐妹。然而,与孪生姐妹间的互相帮助,互相爱护不同,这对姐妹是相互攻击,互相伤害!用医学术语来说,它们是互为因果的恶性循环。也就是说,无论谁是先发生的始作俑者,一旦两者同时出现,便会沦入"肾损害→高血压→肾损害加重→血压更加升高……"的恶性循环,致使病情加重。

什么是高血压

首先,我们来看看什么是高血压。在国际上,高血压的界定主要有欧洲的标准、美国的标准以及中国的标准。虽然在具体数值上略有出入,但一般说来,正常人的血压应该维持在140/90毫米汞柱以下。若不同日测量3次或以上,收缩压≥140毫米汞柱和(或)舒张压≥90毫米汞柱,就可以确定为高血压了。

高血压病患者有哪些症状呢?我们来看一个例子。隔壁张大爷今年60多岁,平时没有什么不舒服,也从来不做体检。最近他因头昏到医院就诊,测量血压发现血压为160/95毫米汞柱,被医生告知有高血压。为什么像张

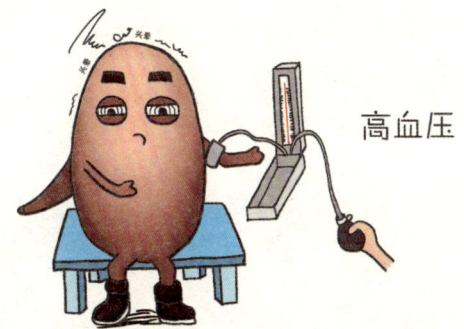

高血压

大爷一样,许多人有高血压却未能及早被发现?这是因为高血压早期常常无症状或症状不明显,仅在劳累、精神紧张、情绪波动后出现头晕等不适,而在休息后又恢复正常。随着病情的进展,血压持续升高,就逐渐出现各种症状,其中头晕和头痛是高血压患者最多见的脑部症状,严重者可出现恶心、呕吐。

值得注意的是,高血压患者的主观感受与血压值不一定完全平行。例如,有些人血压水平很高但自己感觉症状并不明显。正是由于高血

压早期症状不明显,很多患者得了高血压自己并不知道。当然,也有些人知道自己有高血压,却认为高血压并不碍事而不去就诊。患病率增高,而知晓率、治疗率和达标率低是我国高血压的现状。

高血压与肾损害

不管是什么原因导致的高血压,其不仅表现为血压的升高,更会带来身体许多重要器官的损害,比如心、脑、肾和全身的大血管等,而高血压造成的这些器官损害往往是导致患者死亡的直接原因。例如,我们常说的冠心病、中风等疾病的发生均与长期高血压有密切关系。这就是医生常说的:高血压要不了你的命,而高血压的并发症会要了你的命。同样,长期高血压也会导致肾损害甚至终末期肾脏病(尿毒症)的发生。在美国终末期肾脏病的病因中,高血压占三分之一,位居第二,仅次于糖尿病肾病。在我国,高血压引起终末期肾脏病的比例也在逐年增加。

那么,高血压是如何导致肾损害的呢?我们知道,肾是身体内血压最高的部位,也是高血压时最容易受伤害的脏器之一。这是因为,作为肾主要组成部分的肾小球实际上是一个血管球,它是血压变化的直接承受者,对血压的变化很敏感。随着高血压患者全身血压升高,其直接后果就是引起肾小球内"三高"(高灌注、高压力、高滤过)状态。

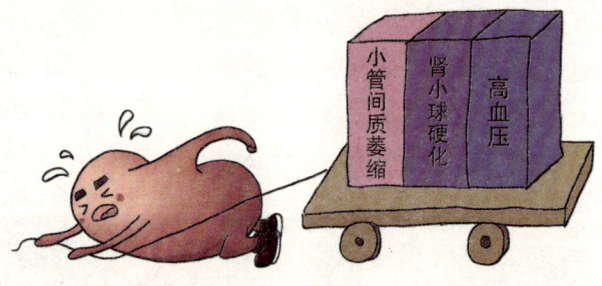

随着肾小球内压力的增高,它可以漏出一些正常压力情况下不会漏出的东西,比如某些蛋白成分等。这就好比一个筛子,如果滤过一侧的压力增高了,筛出的东西就会增多。如果高血压持续存在,这个"筛子"本身结构也会发生变化,也就是医学上的专业术语——肾小球硬化。除了对肾小球的损害,长期高血压也会导致肾小管和肾间质损害。因此,若高血压控制不佳,就会逐渐造成肾功能损害,甚至进展成慢性肾衰竭,它的最后也是最严重的阶段,就是大家谈之色变的尿毒症了。

肾脏病也是高血压的病因

刚才我们谈到了高血压导致的肾损害。其实,从另一方面来看,慢性肾脏病患者常常伴有高血压。以我国最常见的 IgA 肾病为例,诊断时就有39%患者合并高血压,当合并肾功能不全时,这个比例上升到80%。那么,为什么肾脏病患者常会发生高血压呢?

一般说来,高血压按照病因分为原发性和继发性两种。前者是指原因不明的高血压,后者是指有明确病因的高血压。需要我们注意的是,慢性肾脏病是继发性高血压最常见的原因,即医学上所说的肾性高血压。肾脏病引起高血压的主要原因有两个:其一是肾素在作怪。肾是人体分泌肾素的唯一器官。肾素的主要作用是让血管收缩,血压升高。正常人肾分泌的肾素恰到好处,能维持血压但不会引起血压过度升高。当肾有病变时,情况就发生了变化。此时,肾素的分泌量就会骤增,使全身小动脉痉挛导致小动脉阻力增加,高血压也就接踵而至。肾脏病导致高血压的原因之二是水钠潴留。除了排除体内毒素的作用外,我们身体内水和钠盐的排泄也由肾负责。现在它生病了,水和钠排不出去,血容量就会过多。大家都知道,慢性肾炎的患者常常出现水肿,这是容量过多最常见的表现,而血容量过多的另外一个后果就是会引起患者血压升高。可见,肾脏病也是导致高血压的罪魁祸首之一。

如何应对CKD和高血压

通过以上论述,我们知道了高血压和肾脏病之间互为因果的关系。那么,现在摆在我们面前的问题是如何打断这种高血压和肾脏病的恶性循环,尽量避免脑卒中、心力衰竭、尿毒症等严重并发症的发生。不管是医生还是患者,都希望有神奇的药物,可以一箭双雕,既能治疗高血压,又能治疗肾脏病,最好这两个病可以同时被完全根治。然

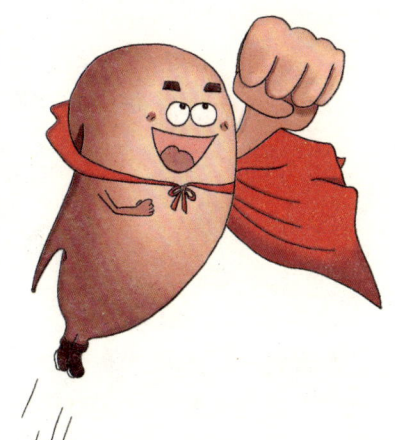

而,由于目前医学发展水平的限制,还未能生产出这样的药物。在尚无特效药的形势下,降压才是硬道理。只有把血压降到合适水平,才能减轻肾小球内"三高"状态,避免或延缓肾损害的发生。

需要引起关注的是,无论高血压引起肾损害,还是肾脏病合并高血压,其血压的控制都较一般高血压患者困难。有时候患者一天服用一大把药物,都不能将血压值降低到理想范围,更有少数患者的血压高值异常顽固,在多种降压药面前都不低头。因此,在专业医生指导下进行高血压的治疗是至关重要的。

综上所述,由于高血压和肾脏病早期症状都不典型,常常被人们所忽视。因此,我们需要增强健康体检的意识,争取对高血压和慢性肾脏病做到早期发现、早期诊断、早期治疗。在接下来的章节中我们会谈到如何早期发现高血压患者的肾损害。

高血压患者如何筛查肾损害

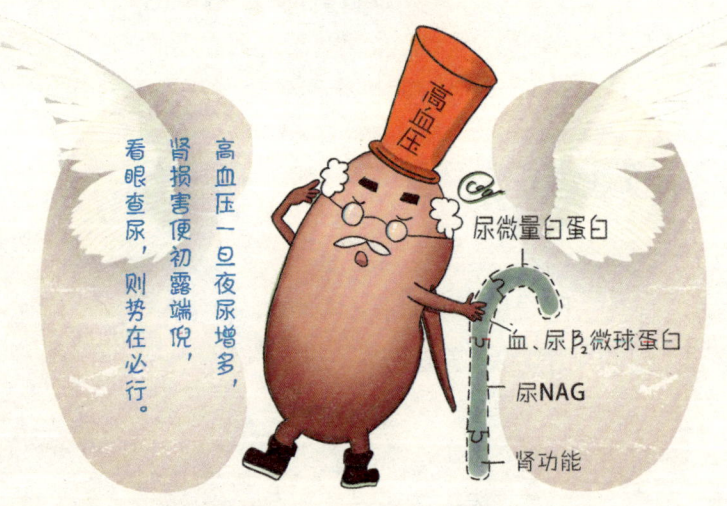

高血压一旦夜尿增多,肾损害便初露端倪,看眼查尿,则势在必行。

尿微量白蛋白
血、尿β₂微球蛋白
尿NAG
肾功能

70岁的黄伯,患高血压病十余年,最近感觉脸部有些水肿,同时伴有尿少,到医院一检查,被告知是肾出问题了。更严重的是,医生说还可能会走向尿毒症。其实这种现象很常见,很多高血压患者都是发展到慢性肾脏病后期才来看肾专科医生。高血压肾损害是高血压的严重并发症之一。随着病程延长,高血压患者会出现蛋白尿、水肿、肾小球滤过率降低,进而发生肾衰竭。所以,高血压患者早期进行肾损害相关的筛查,采取有效方法来延缓高血压导致肾损害的速度是非常必要的。

自我观察,早期发现肾损伤痕迹

经常听到某些高血压患者抱怨:"最近怎么起夜那么频繁,一夜要去几次厕所,这太影响睡眠了!"这时,医生就会建议患者先去做个尿液检查。这是因为高血压患者出现肾损伤时,大部分是最先影响肾小管。肾小管是负责对尿液重吸收的部位,其重要功能之一是对尿液进行浓缩。多数情况下,高血压引起肾损害时,尿液的浓缩功能减退较早出现,这些患者最早的主观感觉就是夜尿增多。正常人在60岁以内一般不应该有夜尿。如

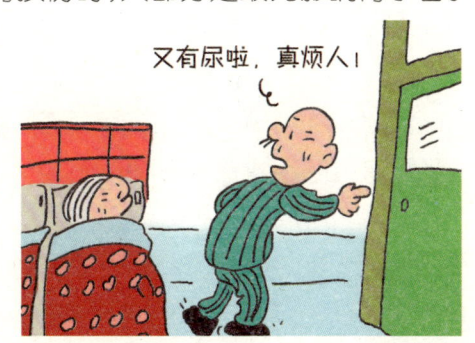

果年轻人夜尿增加,起夜超过两三次,甚至达到五六次,很可能是肾功能不良的早期表现。此外,高血压以及肾脏病患者还要注意观察尿的性状,比如尿是否泡沫较多或者颜色变深等。如果有这些情况,提示肾有损伤的痕迹,需要格外警惕。

定期检查,提供肾损伤依据

人体肾有强大的储备能力,在疾病早期时往往没有或极少出现征兆,诊断很大程度依赖于实验室检查。高血压患者出现肾损伤,并非防不胜防,也并非是不治之症,只要定期检查尿液等指标,完全可以早期发现、早期控制。

1. 尿液检查

(1)**尿常规** 尿常规监测是简单又价廉的检查方法,可以看到患者是否有血尿、蛋白尿、管型尿,等等。蛋白尿是监测高血压患者早期肾

损害程度的重要观察指标,未接受降压治疗的高血压患者4%~16%表现有蛋白尿(>200毫克/天)。高血压患者应定期检查尿常规,至少半年或一年1次,高血压持续时间长者,监测的时间间隔还要缩短。尿常规检查的缺点是敏感性有限,有时容易漏过一些肾损害轻微的高血压患者。

（2）**尿白蛋白定量** 40岁的小陈由于夜尿增加,到医院就诊。接诊的王教授通过仔细询问病史,发现小陈高血压已有6年,就开了一张尿常规的检查,同时还建议他做个尿白蛋白定量检测。小陈很纳闷,这尿白蛋白定量是个什么检查,有什么意义啊?王教授告诉他,尿白蛋白定量检测,也被称为尿微量白蛋白定量检测,是筛查高血压早期肾损害的常用方法之一,其敏感性优于尿常规检测。很多高血压肾损伤在早期症状都不明显,但是通过尿白蛋白定量这个检查,就能在第一时间发现肾受损。正常情况下,尿中的白蛋白极少,具体到每天则不超过10毫克,白蛋白定量在10~29毫克/天就已经是白蛋白尿了。随着病程进展,高血压患者的尿白蛋白水平可能逐渐升高。由于收集24小时尿操作烦琐,我们也可以采用随机尿白蛋白/肌酐比值来评估尿白蛋白的量。尿白蛋白定量具体数值及其意义见下表尿蛋白参考值。

尿白蛋白参考值

	正常值	低值	高值 （原微量蛋白尿）	极高值 （原大量白蛋白尿）
尿白蛋白 （24小时尿）	<10毫克/天	10~29毫克/天	30~300毫克/天	>300毫克/天
尿白蛋白/肌酐 （单次尿）	<10毫克/克	10~29毫克/克	30~300毫克/克	>300毫克/克

高血压患者出现白蛋白尿,是肾出现损害的警钟。尽管这时候患者肾功能指标可能还完全正常,如果不及时采取积极正确的治疗手段,肾功能将逐渐减退,进入慢性肾衰竭。因此,高血压患者一定要注意定期检测尿白蛋白。一般说来普通高血压患者至少应当每年检测一次,而尿白蛋白已增高的患者应每3个月检查一次。

（3）尿 $β_2$ 微球蛋白　正常情况下，$β_2$ 微球蛋白从肾小球自由滤过后，由肾小管重新吸收，因此尿液中含量很少。在肾小管功能损伤早期，尿中排出的 $β_2$ 微球蛋白就会明显增多。所以，$β_2$ 微球蛋白已被公认是反映高血压患者早期肾损害的敏感指标之一，但须排除感染、发热、新近接种疫苗等干扰因素。

（4）尿 NAG（N-乙酰-β-D-氨基葡萄糖苷酶）　NAG 是来自近曲小管的溶酶体，在尿中相对稳定，不能经肾小球滤过。当肾小管细胞受损时，尿 NAG 水平明显升高，且远早于尿蛋白及肾功能异常的变化，可用来作为反映高血压肾小管损害的早期敏感指标。

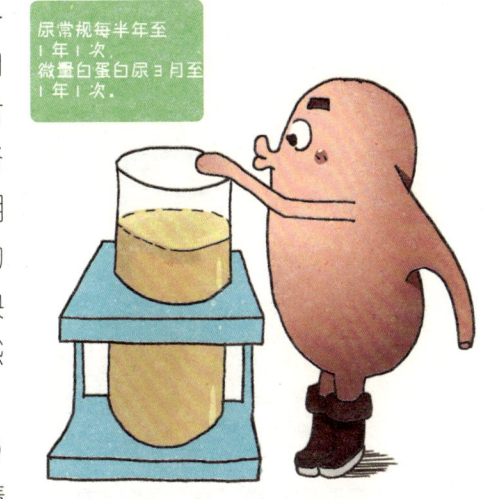

尿常规每半年至1年1次
微量白蛋白尿3月至1年1次

（5）RBP（视黄醇结合蛋白）　RBP 是一种结合蛋白，正常情况下，原尿中的 RBP 在肾近曲小管被重吸收。但当肾小管功能受损时，尿中 RBP 可明显升高，故其在尿中的排泄量可作为肾功能受损的灵敏指标之一。

2. 血液检测

（1）肾功能检查　高血压造成的肾损害最严重的莫过于尿毒症了，这恐怕也是高血压肾脏病患者最不愿意听到的结果。那么为了防止高血压肾脏病进展为尿毒症，高血压患者就应该定期监测自己的肾功能。高血压患者的肾功能随着病程的演变而变化，动态地观察患者肾功能的变化比单次肾功能检测更能够反映患者实际的肾功能。

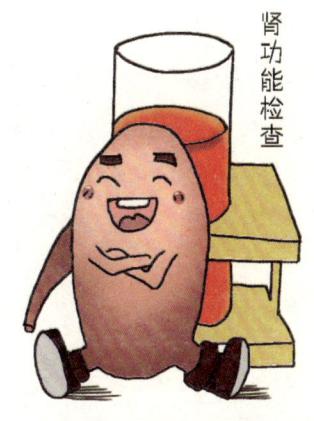

肾功能检查

（检查结果正常）每3~6个月查1次
（检查结果不正常）每1~2个月查1次

一般说来,检查结果正常,可以过3~6个月后再检查;而如果第一次检查结果不正常,检查的间隔就要缩短,每1~2个月便需要复查。

临床常用血清尿素氮、肌酐、尿酸作为评价肾功能的指标。但与前面讲到的尿白蛋白定量等检查相比,这些指标都属中晚期高血压肾损害的检测指标。当这些指标出现异常时,往往已经是肾功能损害比较明显,甚至已是不可逆阶段。

血清尿素氮(BUN):血清尿素氮的正常值是3.2~7.0毫摩/升。一般情况下只有当肾小球滤过率降至正常的50%以下时,BUN才会高于正常范围,其特异性和敏感性均欠佳。其浓度受多种肾外因素影响,如上消化道出血、严重感染和饮食中蛋白质过多等均可使血尿素氮暂时升高。

血肌酐(Scr):血清肌酐正常值在成年男性是79.6~132.6微摩/升,而女性是70.7~106.1微摩/升。但由于血肌酐水平易受年龄、性别、饮食和肌肉含量的影响,血肌酐只有在肾小球滤过率低于正常值的50%时才出现改变。因此,肌酐的正常高限已经提示肾功能异常,血肌酐明显高于正常时,常表示肾功能已发生严重损害。

血尿酸(UA):在高血压患者中,由于肾小管的损伤会引起尿酸排泄减少,血中出现尿酸水平升高。据统计,近三分之一的原发性高血压患者有高尿酸血症。但由于影响尿酸代谢及排泄的因素复杂,故血尿酸水平仅能作为反映早期高血压肾损害的参考指标。

(2)血清胱抑素C(Cystatin C,Cys C) Cys C在体内产生率相对恒定,并几乎完全被肾小球滤过,然后由肾小管重吸收,且肾小管既不分泌也不排泄Cys C。因此,血清Cys C水平是一项简便、精确、灵敏的评估肾小球滤过率的指标,能较早地发现肾滤过功能受损。Cys C在血中的浓度不受性别、年龄、体重、营养状况、炎症感染、肌肉量等因素的影响。因此,血清Cys C的敏感性远优于血肌酐,在肾功能仅轻度减退且血肌酐浓度未改变时,血清Cys C就已经升高。

3.影像学检查 对于高血压患者,肾B超和肾ECT检查是目前用得较多的筛查肾损伤的影像学检查。B超检查由于其无创、价廉、不受肾功能影响的优点,是诊断肾脏病的重要辅助检查手段。做B超主要看肾的大小、皮质厚度、光点回声等,有经验的临床医生通过B超描述的肾大小、形态、皮髓质分界情况就可以初步判断肾有无损伤,损伤是早期还是晚期。肾 ECT 可准确测定双肾的肾小球滤过率,早期发现肾功能不全,也是对肾损伤进行分期的重要依据,越来越多的临床研究常使用此方法监测肾功能变化。

4.肾穿刺活检　诊断明确的高血压肾损害患者一般不需要做肾穿刺活检。但当怀疑有高血压外的其他因素参与肾脏病进展或者临床诊断有困难时,在无肾穿刺禁忌证的情况下可进行肾活检。

可见,在高血压的患者中进行肾损害的筛查对于早期干预,改善预后,提高患者的生活质量是大有裨益的。通过以上阐述,我们对于如何筛查和发现高血压患者的早期肾损害有了初步认识。那么,我们怎样才能控制高血压,从而避免或延缓高血压造成的肾损害呢？在接下来的章节,我们将谈到肾脏病患者应该如何控制高血压。

肾脏病患者如何控制高血压

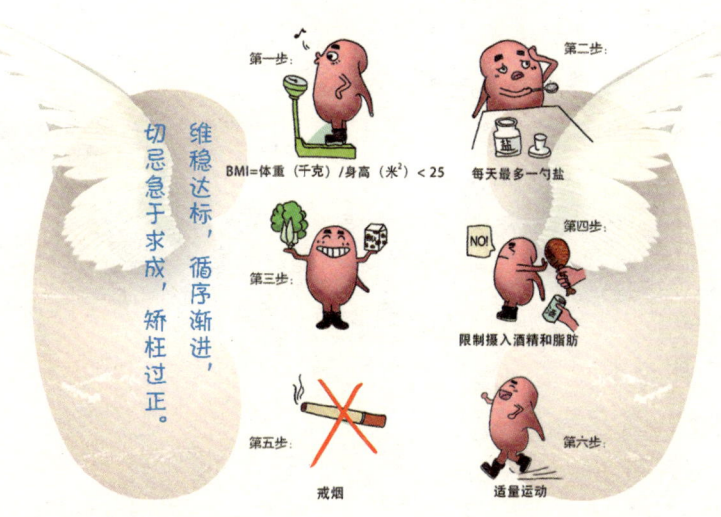

高血压是慢性肾脏病(CKD)患者最常见的并发症之一。30% 以上

的CKD患者合并高血压，但其中仅有11%的患者可将血压控制在理想水平。通过前面章节的阐述我们知道，高血压的控制对延缓肾脏病的进展以及预防心脑血管意外的发生至关重要。那么，肾脏病患者应该如何控制高血压呢？在讨论这个问题之前，我们先了解一些高血压的基本知识。

血压的测量方法

血压测量方法包括诊室血压监测、家庭血压监测和动态血压监测。

1. 诊室血压监测　通常使用水银血压计。该血压计操作方法相对复杂，要求使用者具备一定的医学专业知识，患者及家属培训后也能掌握。操作时需注意以下几点：

（1）坐位安静休息5分钟后开始测量。

（2）通常测量上臂血压，与心脏平齐的位置。

（3）快速充气，使气囊内压力达到桡动脉搏动刚刚消失后，再升高30毫米汞柱，然后缓慢放气。刚刚听到"咚咚"的声音时的读数为收缩压，"咚咚"音消失或骤然减弱时的读数为舒张压，获得舒张压读数后，快速放气至零。

（4）相隔1~2分钟重复测量，取3次读数的平均值记录。

2. 家庭血压监测　电子血压计使用普遍，操作简单，容易掌握。但也有患者反映电子血压计测得的数值波动大，可靠性差，故应尽量避免操作方法不当产生的误差。

（1）使用臂带式血压计测量时要脱衣袖，不能相隔太多衣服。绑好袖带后，能容纳一个手指的间隙较好。

（2）腕带式血压计坐位测压时，手腕应与心脏平齐。

（3）测量时不能动，不要说话。每次测2~3遍，取平均值。

3. 24小时动态血压监测　就是用动态记录仪测定一个人昼夜24小时每间隔一定时间的血压值。记录仪盒子是背在身上的，因此俗称"背盒子"。动态监测有助于了解血压波动特点和病情严重程度，还可以鉴别"白大衣高血压"。例如:李大爷两年前就被诊断为高血压了,但一直未用药。今年"背盒子"结果显示血压一切正常,取下后医生测量血压又升高了,而李大爷回家后自己测量多次均正常。李大爷也犯嘀咕了:难道是自己测得不准?其实这个患者的情况就是典型的"白大衣高血压"。可能是由于看到穿白大衣的医生、护士时不由自主地产生紧张和焦虑,引起交感神经活动增强的缘故。"白大衣高血压"只是暂时的反应性血压升高,其平时的实际血压处于正常水平,所以它属于假性高血压,又称诊所高血压。通过24小时动态血压监测,患者自身携带血压装置,而无医务人员在场,可以鉴别"白大衣高血压"和真性高血压。

掌握正确的血压测量方法,密切监测血压变化,对于慢性肾脏病的患者来说是很重要的。患者可以在自制的血压记录表上记录自己的血压,以便给医生的用药提供依据。

降压目标值

对于慢性肾脏病患者来讲,血压降到多少才算达标呢?我们知道,血压降得过低(≤90/60毫米汞柱)是非常危险的。从有效延缓肾损害进展角度出发,降压的目标值大致如下:**尿蛋白>1克/天的CKD患者,目标值为125/75毫米汞柱;尿蛋白<1克/天CKD患者,目标值为130/80毫米汞柱。**该目标值对无心脑血管疾病的患者十分安全,并不增加心脑血管事件。

生活方式的调整

要达到降压的目的,吃降压药并不是唯一的方式,改变不良的生活方式往往能达到事半功倍的效果。尤其对很多血压轻微增高的患者,生活方式的调整可能就足以使血压在一定时期内维持在正常水平。对照以下的指标,您做到了吗?

1. 减轻体重:控制体重指数(BMI)<25。BMI的计算方法很简单,即体重(千克)/身高^2(米^2)。

2. 减少钠盐摄入:清淡饮食,食盐量<5克/天甚至更低。关于盐与

高血压的关系以及如何控制饮食中的盐分,我们将在后面的章节详细讲到。

3. 补充钙和钾盐:每天吃新鲜蔬菜400～500克,喝牛奶500毫升,可以补充钾1克和钙400毫克。但尿毒症患者或尿量减少的患者,要监测血钾,防止高钾血症。

4. 减少脂肪摄入:脂肪含量高的食物要少吃。

5. 不饮酒或限制饮酒。

6. 戒烟。

7. 适量运动:不用多说,合理的运动是对抗所有疾病的法宝,对高血压也一样。可选择步行、慢跑、游泳、骑车、爬楼、登山、球类、健身操等有氧运动。当然,运动量应以个人的年龄和体质为基础。CKD患者不提倡剧烈运动,可根据年龄或身体状况,选择慢跑或步行,一般每周3～5次,每次30～60分钟。

常用的降压药物

医疗市场上降压药物种类繁多,由于缺乏相关的专业知识,患者往往显得手足无措。"该吃什么药? 吃一种还是几种? 血压控制不好怎么调整用药? 吃药有什么注意事项? 吃了会有什么副反应?"等,都是患者面临的一系列的问题。要做到正确使用降压药,既达到降压的目的,又实现药物副作用的最小化,患者首先必须对各类降压药物有一定的了解。下面,我们对降压药物的类型,不良反应和注意事项等进行简单的阐述。

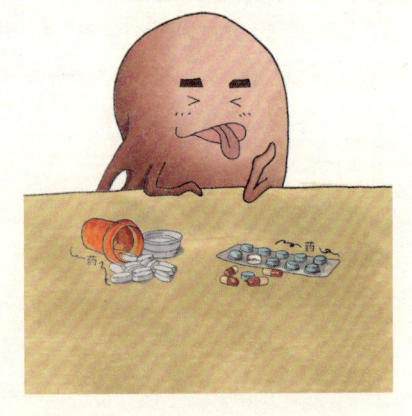

1. 阻断肾素-血管紧张素-醛固酮系统(RAAS)的药物 即"××普利"和"××沙坦"类药物。该类药物是CKD患者降压治疗的首选,因为它们除了具有降压作用外,还具有肾保护作用。由于在肾脏病治疗中使用普遍,有时甚至导致患者产生了质疑:医生,我没有高血压,你为什么给我使用了降压药? 这种情况并非医生用错了药。对于血压正常或者是稍微偏高的患者使用这类药物主要是为了降蛋白尿,保护肾。

该类药物降压作用起效缓慢,一般 4~8 周才能达到最大作用。有些患者在使用 2~3 天后感觉无明显效果,就要求医生换用其他降压药,其实是不明智之举。

另外,使用该类药物需警惕以下副作用,如干咳的发生率较高。该类药物还有可能导致血钾增高及血清肌酐上升,因此高血钾和血肌酐升高的患者若使用此类药物应当十分谨慎,注意严密监测血钾和肾功能的变化。妊娠妇女和双侧肾动脉狭窄的患者则应避免使用此类药物。

2. 利尿剂　利尿剂也是常用的降压药。眼睑和双下肢水肿是 CKD 患者最常见的主诉,利尿剂的使用可减轻患者的水肿症状,使患者自觉症状改善,加强了患者的信心和治疗依从性。另外,水肿的减轻也可促进其他降压药的疗效,达到 1+1>2 的效果。

但长期使用利尿剂会导致一系列的不良后果:如低血钾,血脂、血糖和血尿酸代谢异常等。另外,对于慢性肾衰竭失代偿期或更严重的患者,噻嗪类利尿剂已无效,只能用袢利尿剂,但也不宜长期大量使用。已行血液透析的患者因为无尿或少尿,一般没有必要继续使用利尿剂。

3. 钙通道拮抗剂(CCB)　以硝苯地平为代表,该类药物降压效果强,起效快,常被联用于 CKD 患者高血压的治疗。尤其对肾衰竭透析患者,CCB 为首选降压药。有的患者使用后可能出现心慌(心率增快)、头痛、面部潮红和下肢水肿等表现。这些副作用有的可在 1~2 周后自行消失或减量后消失。

4. $β_1$ 受体阻滞剂　这类药物也是 CKD 患者联合降压药物治疗的常用选择,其主要通过减慢心率,减弱心肌收缩力,达到降低血压的目的。不良反应包括心动过缓、乏力、四肢发冷等。$β_1$ 受体阻滞剂与钙通道拮抗剂联用,可以拮抗其心率增快的副作用。需要我们注意的是:$β_1$ 受体阻滞剂不能突然停药,应缓慢减量,以免发生危险。

5. $α_1$ 受体阻滞剂　此类药物如哌唑嗪、特拉唑嗪等,有一定的降压疗效,但多不主张单独使用,可与其他降压药联合使用。使用该药时,有患者早上起床时,突然发生站立不稳,视力模糊,头晕目眩,软弱无力,大小便失禁等,严重时甚至晕厥。这是由于体位的改变(如从平卧位突然转为直立)发生的脑供血不足引起的低血压,即"体位性低血压"。因此医生往往建议患者先从小剂量用起,并睡前服药,以预防体位性低血压的发生。

降压药物的联合使用

CKD 患者尤其肾衰竭患者的高血压常需 3~4 种降压药合用才能有效降压。通常采用先增加降压药种类,再增加降压药剂量的方式。前面已经提到,对于肾衰竭失代偿期以上的非透析患者,应慎用 ACEI/ARB 类药物。血肌酐正常的肾性高血压患者,可按照如下流程联合使用降压药物:

联合使用降压药物流程

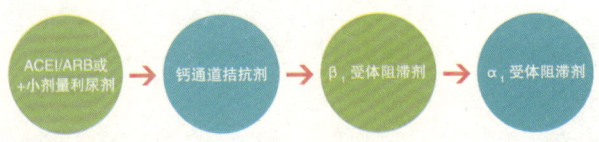

ACEI/ARB或+小剂量利尿剂 → 钙通道拮抗剂 → $β_1$受体阻滞剂 → $α_1$受体阻滞剂

其他注意事项

1. 对于透析患者,降压药会不会被透析出去?透析后是否需要追加药物?

药物可透析性受药物的种类、物理化学特性,透析膜的性质,透析方式,患者的残余肾功能等诸多因素影响。因此,透析患者的降压药物治疗必须在专业医生的指导下进行。透析过程中和透析后监测血压是极其必要的,医生应根据具体情况个体化调整。此外,对于透析患者来讲,充分透析、控制水分和盐分的摄入是各类降压药物发挥良好作用的前提。

2. 为什么冬天血压难以控制?

人体血压受季节的影响。血压在夏季会轻度降低,到冬季则明显升高,老年人更是如此。有研究发现,冬季收缩压和舒张压分别要比夏季高 12 毫米汞柱和 5.5 毫米汞柱。因此,当天气变凉、气温下降时,应注意保暖;结合血压测量值,在医生指导下适当调整降压药种类或剂量。

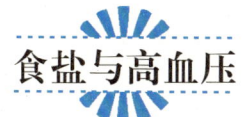

食盐与高血压

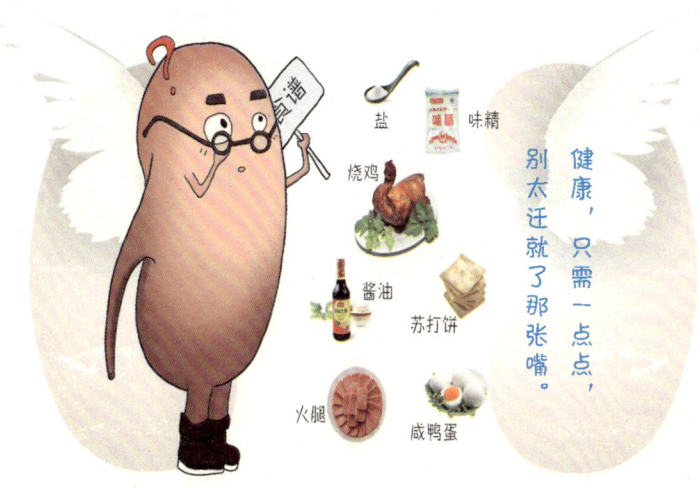

李大爷患了高血压,医生笑说李大爷的老伴张老太难辞其咎,这是怎么回事呢?原来张老太伺候李大爷膳食40余年了,张老太是山东人,爱吃咸的,每次做菜都没少放盐。张老太做的菜是味道十足,可李大爷的血压也见长。医生说张老太的菜是导致李大爷血压高的重要因素之一,因为过多的盐分摄入是引起高血压的重要危险因素之一。那么,盐与高血压到底有什么关系呢?让我们来了解一下盐与高血压的相关知识吧!

国人饮食习惯与现状

以前国人膳食结构的特点是副食少,主食多。在进主食时,喜欢在副食中多加盐。由于长期传统的影响,人们喜欢食用盐腌制品如咸菜、火腿、香肠、腊鱼、腊肉、咸蛋、皮蛋等,这样人们就形成了嗜盐的习惯。如今,都市生活的高节奏和过多的饭局应酬、方便食品的泛滥,使得人们常常一顿饭吃了十多道鸡鸭鱼肉做的菜和汤,主食却被省略了。这样的一顿饭所摄入的钠盐,往往超过了一天所需钠盐的总量。"吃"使得肾脏病、糖尿病、高血压、心脑血管疾病等生活方式病高发并趋向年轻化。因此,控制高盐饮食的重要性显得尤为突出。

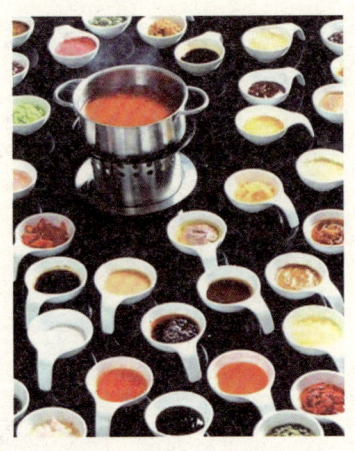

食盐习惯与高血压的地理分布

在人群中进行的流行病学调查发现了这样的规律:食盐摄入量低的地区的人群其平均血压也偏低;而食盐摄入量高的地区人群平均血压也偏高,同时血压水平也随着年龄增加而升高,食盐摄入量和血压水平呈线性关系。由于我国居民饮食的多样性,不同地区的居民饮食习惯有很大的不同。居住在北方和寒冷地区的居民,盐的摄入量明显高于南方和沿海地区,因此,高血压患病率也相应较高。

盐在正常人体中的作用

我们正常人体主要由骨骼、肌肉、血液和其他组织液构成。含盐的体液是机体最大的组成部分,几乎存在于机体的各个器官中。这些含盐的体液在机体中发挥着重要的作用,是人体生理活动的基础,比如细胞膜的电生理活动、渗透压的维持等。但是,人体内的盐分含量相对比较稳定,含量过高或者过低都可能导致生理功能的紊乱,产生相应的疾病。

高盐摄入可以导致高血压吗

在回答这个问题之前,我们先了解一下高血压与哪些因素有关。高血压的病因主要有遗传背景、膳食习惯、职业和社会心理应激、肥胖、吸烟、年龄增长和缺乏体力活动等方面。这些因素可以相互影响、共同作用最终导致高血压的发生。其中膳食习惯中钠盐的摄入在高血压的发生中扮演着重要的角色，不良的摄钠饮食习惯可以在漫长的岁月中潜移默化地影响人的健康。摄入过多的盐可以导致高血压是毋庸置疑的，因其有严谨的科学研究作为理论基础。针对盐和血压的相关性的科学研究已经进行了100多年，其中最著名的一项研究叫作DASH实验，其结果发表在国际顶尖杂志上。该实验将人群随机分为三组，每组摄入不同水平的盐。结果发现，摄盐最少的一组血压水平最低，而且还发现每天少摄入1克盐可以使血压下降2～3毫米汞柱。由此可见，在不用任何药物的情况下，通过盐的摄入控制，很多患者的血压是可以得到有效的控制，这无疑是最经济实用的方法。

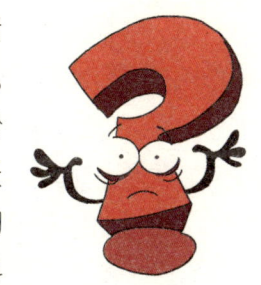

为什么摄盐可以导致高血压呢

在回答这个问题之前我们要弄清楚什么是血压。血压指血管内的血液对于单位面积血管壁的侧压力，即压强。血液对血管壁的压力就好比水对水管的压力一样，不同的是血管有收缩性，因此血压也是有波动性的。了解什么是血压之后，我们再看看为什么过多的盐可以导致高血压。

首先，盐的主要成分是氯化钠，正常个体对钠和水的摄入是按一定比例关系进行的。高钠摄入伴随水摄入的增加，因此，高盐（高钠）摄入能引起水钠潴留，导致血容量增加。血管里的血液多了，自然对血管壁的压力也就增高了。另一方面，细胞内钠离子水平的增加可导致细胞水肿，血管平滑肌细胞肿胀，血管腔狭窄。空间变小了，自然就更拥挤了，压力就更高，即血压就高了。

其次，高盐摄入能使血管对缩血管物质的敏感性增加。这一作用有两个机制：一是高盐可以导致缩血管物质增多，如儿茶酚胺；二是缩血管物质的受体增多。二者的共同作用结果是：血管过度收缩，血压升高。

最后，高盐摄入还可通过引起的细胞内钠增加，进而抑制钠-钾-

ATP酶活性,使细胞外钙流入细胞内增加;同时细胞内钠的增加使细胞内外钠离子梯度消失,钠-钙交换受抑制,使细胞内钙排出减少。钙是血管收缩的必需物质,细胞内钙离子浓度升高,引起血管平滑肌收缩,外周血管阻力增加,血压上升。

综上所述,盐和高血压的关系十分密切。不管是从预防高血压的角度还是从治疗高血压的角度出发,限盐都是有益的。对于没有高血压的人群,限盐可以预防高血压;对于已经发生高血压的患者,单纯限盐可能使血压恢复正常;对于中、重度高血压患者,限盐不仅可以提高降压药物的疗效,还可使降压药物的剂量减小,从而大大减少降压药物的副反应。在下一节,我们将详细讲到慢性肾脏病患者如何做到低盐饮食。

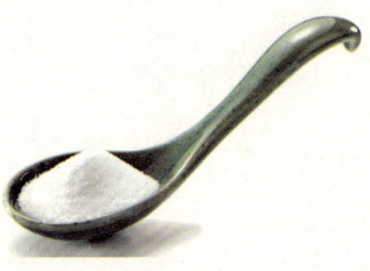

肾脏病患者如何做好低盐饮食

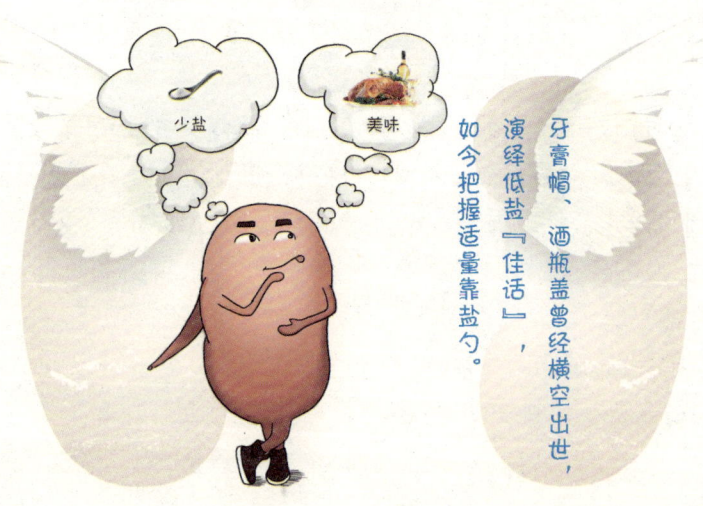

牙膏帽、酒瓶盖曾经横空出世,演绎低盐"佳话",如今把握适量靠盐勺。

中国人每人每天平均摄入盐(包括所有食物中所含的钠换算成盐)

8～20克，明显高于世界卫生组织建议的标准（每人每天摄入盐5克以下）。研究表明，食用大量的盐可增加高血压、糖尿病、中风、冠心病、肾脏病和骨质疏松等疾病的发病风险。除了前面章节提到的盐与高血压的关系，饮食中盐的摄入量与慢性肾脏病的关系也很大。那么，首先我们来看看高盐饮食对肾有哪些不良影响。

高盐饮食对肾的危害

通过前面的阐述我们已经知道，高盐饮食带来的水钠潴留和高血压导致肾小球处于高压力、高灌注和高滤过状态，并使肾脏病患者高血压难以控制、肾负担加重，从而加速肾衰竭的进展。此外，高盐饮食对肾还有以下危害：

1. 加重蛋白尿　国外研究表明，摄盐过多可增加尿蛋白排泄，使肾功能显著恶化。科学家还发现，将摄盐由10克/天减至5克/天（当前世界卫生组织推荐的摄盐量），并结合使用ACEI（血管紧张素Ⅱ转换酶抑制剂）类药物时，能显著地减少尿蛋白排泄。

2. 加重肾性骨病　人体的钙磷代谢和肾密切相关，许多终末期肾脏病患者存在由钙磷代谢紊乱所导致的骨质疏松。研究发现，摄盐是决定尿钙排泄的主要饮食因素之一，随着尿中钠排出的增多，钙也相应地从尿中排出增加。所以，高盐摄入可导致钙的负平衡而加速肾脏病患者的骨质疏松。

3. 与结石形成相关　钙是大多数结石的主要成分。如前所述，大量摄盐可导致尿钙增加，而尿钙增加为结石的形成提供了合适的温床。因此高盐饮食是肾结石的重要原因之一。

肾脏病患者如何做到低盐饮食

在了解了高盐饮食对肾的危害后，我们再来进一步看看肾脏病患者如何做到低盐饮食。俗话说，习惯成自然，可见习惯的力量何其强大。然而，坏习惯是可以慢慢改变的。由于突然改变摄盐量会增加交感神经的兴奋性和血浆肾素活性，促进血管紧张素Ⅱ（AngⅡ）分泌，导致血压升高，因此慢性肾脏病患者应该先从高盐、重口味的饮食习惯向正常盐量饮食过渡,再逐步做到低盐饮食。当然,有些患者受传统观点的影响,会顾虑不吃盐就没有力气。但科学研究早已表明,低盐饮食对运动耐力并没有影响。因此,少吃盐就没力气的观点是没有科学依据的。

对肾脏病患者来讲,一般要求每天从食物中摄取的盐为2.5～5.0克/天。在这个摄盐量的指导下,我们可以这样来安排和改变自己的饮食:

🫘 无盐的早餐。馒头或发糕1个、水煮蛋1个、豆浆或牛奶1杯,再加一点水果。这样,机体所需的各种营养素都含在这顿早餐里了,而盐却只摄入了极少量。注意蛋糕、面包、烙饼、油条、碱面等主食中含有较多的钠,应慎重选择。每周可吃3～4顿类似无盐的早餐,这样有利于平衡细胞内外渗透的压力,从而逐渐将口味调淡。

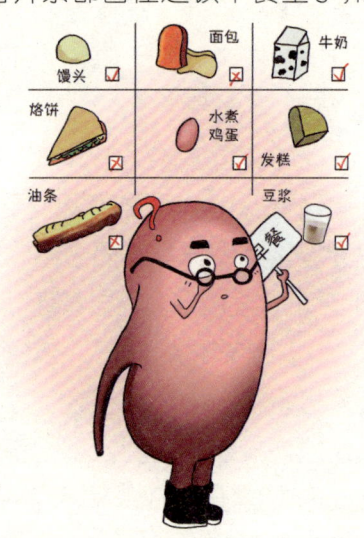

🫘 将2.5～4.5克盐平均分配到午餐和晚餐中,尽量少做红烧、卤菜、煲汤等菜式,巧用酱油调味,如蒸鱼时加些葱、姜,不加盐,起锅后加几滴酱油和适量醋,味道十分鲜美。可尝试将酱油换算成盐,约5毫升酱油等于1克盐。

🫘 做菜少使用味精、鸡精,如果喜欢鲜美的味道,可以用虫草花(蛹虫草)做配菜或加些香菇粉,其对肾亦有补益功效。

🫘 如果一餐吃到两个以上菜时,可以把盐集中到一个菜中。

🫘 少喝汤。特别是有喝菜汤习惯的高血压患者,尤其要改正这种"恶习"。外卖快餐有一种"盖浇饭",做法是将炒菜连汤带汁全部吃掉,这样吃进去的盐也会大大增加,应注意回避。

🫘 做菜时先不放盐,起锅前把盐直接撒在菜上,进餐时可使我们舌尖的味蕾受到刺激,激发食欲,同时也减少了盐的用量。

🫘 利用酸味佐料增加食欲,如醋拌凉菜。其他具有天然酸味的水果如柠檬、柚子、橘子、番茄等都可使用。

🔸 喝白开水。血钾偏高的患者最好不喝茶，因为茶叶（如绿茶）中钾离子含量高，喝茶可以加重高钾血症。另外，很多汽水都添加有苏打，其成分中含钠较高，因此，肾脏病患者尽量不喝含苏打的汽水。

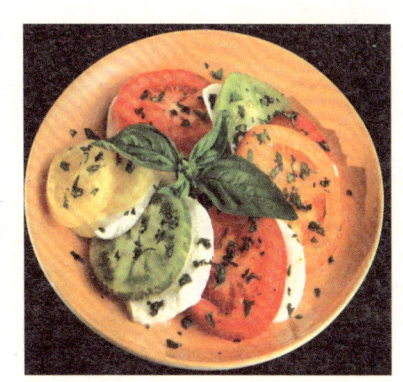

🔸 少吃薯片、饼干一类的膨化食品，因为厂家会添加大量的"隐形食盐"来提鲜。

🔸 少吃方便面。一袋方便面中所携带的小袋料包含盐为6~6.5克，超过一个人一天所需食盐的总量。

🔸 学会烹制糖醋风味的菜肴。江浙一带的饮食喜欢添加糖醋，可以减少盐的用量，肾脏病患者可以尝试做一些糖醋风味的菜肴来增加食欲，但糖尿病肾病患者除外。

🔸 少吃盐渍小吃、咸菜、火腿、香肠、腊鱼、腊肉、咸蛋、皮蛋、椒盐、辣椒酱、蜜饯、罐头等。另外，四川和湖南风味的菜肴和火锅中大量使用辣椒、酱料和盐，是肾脏病患者应忌讳的。

🔸 多吃新鲜的蔬菜和水果。大多数人都知道，新鲜蔬菜和水果中含有大量维生素，多吃蔬菜水果有助于健康。但蔬菜和盐有什么关系，很多人可能并不了解。其实，除了维生素之外，新鲜蔬菜和水果中还富含钾盐。科学家发现，适量的钾摄入可以协助控制高血压。如果您的体内没有足够的钾盐，机体就会代偿性地留住钠盐，而导致水钠潴留。因此对于一般的高血压患者，最佳的膳食是少摄入钠盐，而相对多摄入富含钾的食品，如：香蕉、葡萄干、牛奶、西梅脯和土豆等。

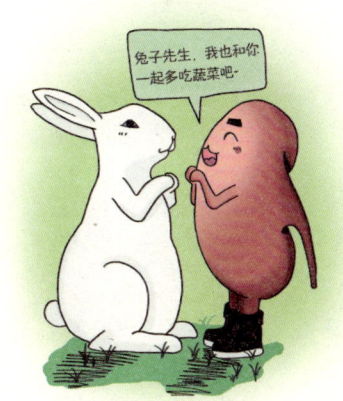

兔子先生，我也和你一起多吃蔬菜吧。

需要注意的是，对于有高血钾或者肾衰竭的患者，就要少吃这些含钾高的水果蔬菜。在这些患者的饮食中，我们可以把蔬菜焯水后再凉拌或炒，以便去除钾。同时注意补充水溶性维生素（维生素C、维生素

B族等），因为焯水去钾的同时，这些维生素也损失了。

当然，有些蔬菜和水果的含钠较高，有肾脏病的患者应当注意不要大量食用，如：如蔬菜中的芹菜、豆芽、胡萝卜、菠菜、芥菜，含钠量略高；而水果中荔枝、椰子、樱桃含钠相对其他水果高，病情需要严格限制钠盐的患者应注意避免大量进食此类蔬菜水果。

通过上述介绍，相信慢性肾脏病患者可以初步了解如何在限制盐摄入量的情况下，吃到美味可口的饭菜了。

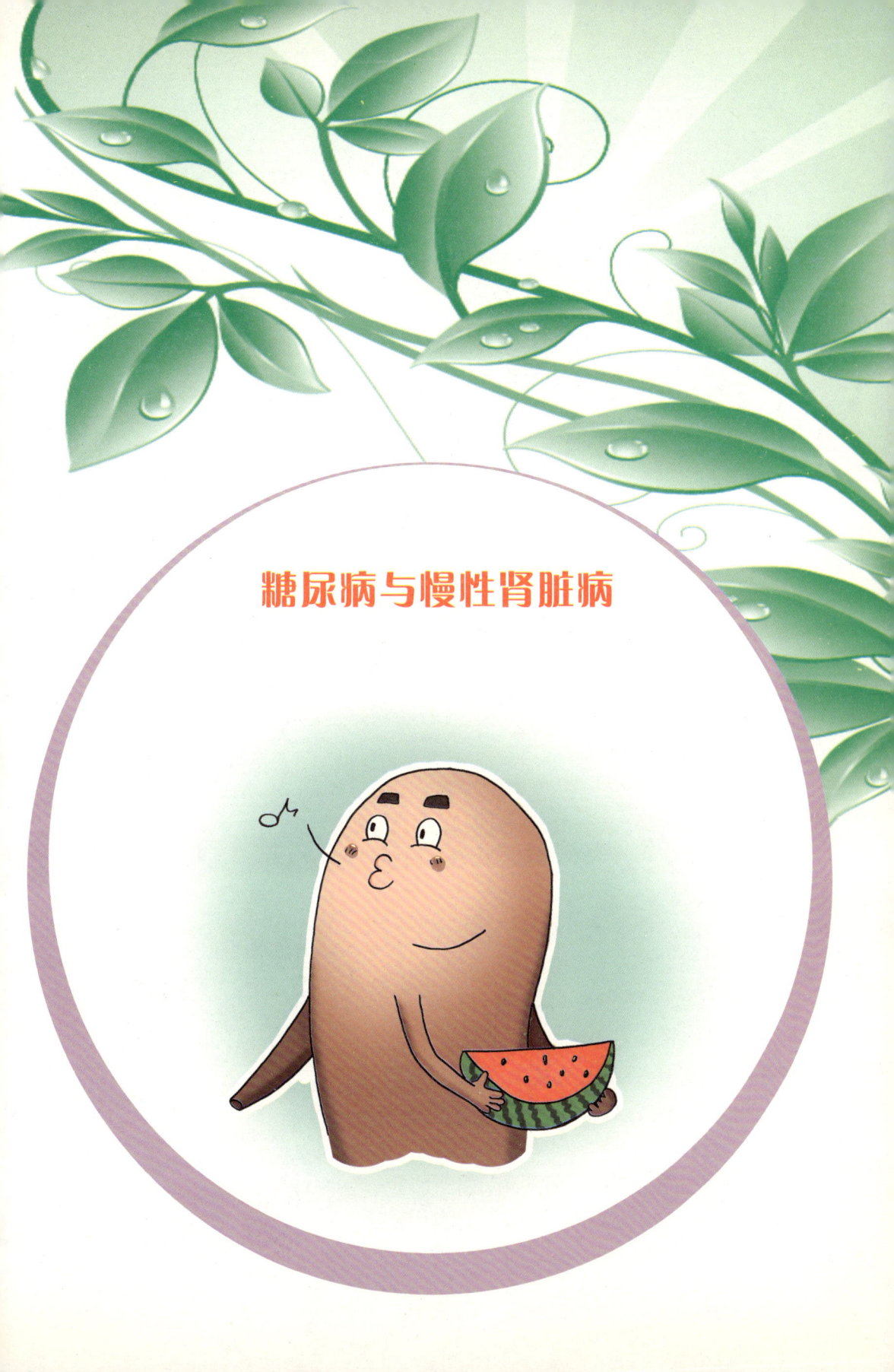

警惕骤增的糖尿病肾病

慢性肾脏病，病因面面观

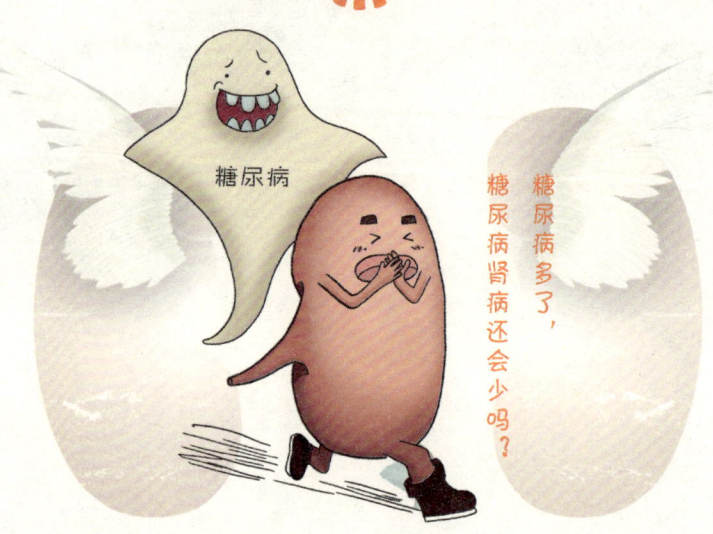

糖尿病多了，糖尿病肾病还会少吗？

糖尿病和糖尿病肾病的定义

顾名思义，糖尿病肾病是由糖尿病造成的肾损害，那么你了解糖尿病吗？

大家对糖尿病并不陌生，早在两千多年前古典医书《黄帝内经·奇病论》就有"消渴症"的记载，主要特征是多饮、多尿、多食及消瘦、疲乏、尿甜，因脂肪类物质摄入过多，主食摄入过少而造成的，并认为这是一种行为方式问题引起的疾病，与久坐、少动有关。

糖尿病是一种终身疾病，控制不好可引起全身多个系统的并发症，病情迁

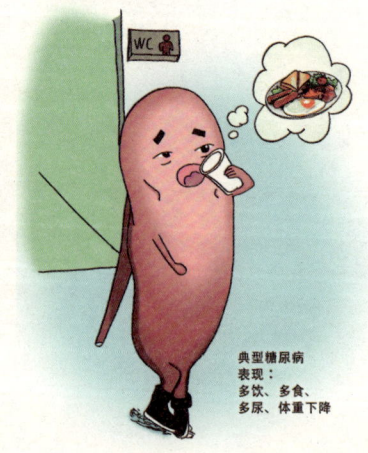

典型糖尿病表现：
多饮、多食、多尿、体重下降

延不愈，最终造成严重后果而威胁生命。《中国卫生统计年鉴》的数据显示，近年来用于糖尿病的直接医疗费占到全国卫生总费用的19.9%以上，在所有被调查的慢性病中居第二位。其中，糖尿病相关医疗费的81%是用来治疗各种并发症的，而糖尿病肾病是其最常见的并发症。

糖尿病肾病的流行病学资料

从全球来看，目前糖尿病患者已超过2亿，估计到2025年将突破3亿，2030年将达到5亿。我国成人糖尿病患病率已达总人口的2.6%，是世界第二糖尿病大国，仅次于印度。糖尿病这一"隐形杀手"正威胁着全人类的健康。

近30年来，我国糖尿病患病率显著增加。最近10年糖尿病流行情况更为严重。在18岁以上的人群中，城市人口的糖尿病患病率为4.5%，农村为1.8%。城市中年龄在18~44岁，45~59岁及60岁以上的糖尿病患病率分别为2.96%、4.41%和13.13%，而农村相应年龄段的患病率则分别为1.95%、0.98%和7.78%。

我国糖尿病患病率上升加快主要与以下因素有关：

1. 城市化加快　城镇人口占全国人口比例已从2000年的34%上升到2006年的43%。

2. 老龄化速度加快　老年人糖尿病患病率在20%以上，比20~30岁的年轻人患病率高10倍，我国已进入老龄化社会，糖尿病患病率必然急剧升高。生活方式改变，体力活动量明显减少，但热量及脂肪摄入量明显增加，伴随肥胖和超重比例显著增加，体重指数严重超标。

3. 糖尿病患者生存期增加　随着对糖尿病各种并发症的危险因素控制水平的改善以及对并发症治疗水平的提高，糖尿病患者死于并发症的风险明显下降。

糖尿病肾病是糖尿病最常见也最严重的并发症之一。随着糖尿病患病率的增加，糖尿病肾病患者也越来越多。我国住院糖尿病患者中，2型糖尿病并发肾脏病的患病率为34.7%。在开始透析的患者中，糖尿病占50%，高血压占27%，肾小球肾炎占13%，其他占10%。由此可见，糖尿病肾病已成为终末期肾衰竭的首要原因，美国和欧洲占25%~42%，我国占8%左右，部分经济发达地区增长到15%。

特殊的慢性肾脏病——糖尿病肾病

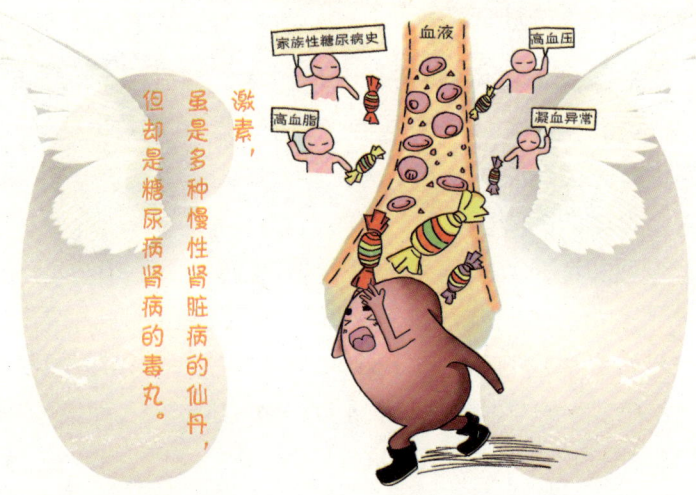

激素，虽是多种慢性肾脏病的仙丹，但却是糖尿病肾病的毒丸。

老张和小李是师徒俩。去年单位组织查体，小李的体检报告是尿蛋白阳性，于是住进了医院，做了肾活检，大夫告诉他得了 IgA 肾病，口服了一段时间激素，逐渐尿蛋白消失了。并且，他一直坚持到医院复查。老张患糖尿病 8 年了，平时自己挺注意身体，但是半年多了，看报纸时有点儿模糊，没在意。前两天做了体检，取回的体检报告也是尿蛋白阳性。俗话说"久病成医"，小李听说了师傅的事儿，赶紧跑过来给师傅"把起脉"来。

"师傅，您的病情可能跟我的一样，去医院做个肾活检吧，早点吃上激素，病情会恢复得快些。"

"小李，咱俩的病不一样。我已经问过隔壁的王大夫了，他说有可能是糖尿病肾病，暂时不需要做肾活检。"

"是这样啊！那您还得用激素治疗吗？"

"王大夫说，不用激素，主要是把血糖控制好，还要经常量血压、化验血脂。他还建议我最好到医院找肾科大夫仔细看看。"

"看来,您的病情没我想得那么简单,咱还是听大夫的吧。走,我陪您去趟医院。"

高血糖与糖尿病肾病

在糖尿病肾病的发病过程中,高血糖是"元凶"——血糖控制得好,肾脏病变就进展得慢;血糖控制得不好,则会加速糖尿病肾病的进展。

"我血糖控制得不错啊,可怎么还是出现了肾脏病呢?"一位患者不解地询问赵主任。

我国绝大多数是2型糖尿病。2型糖尿病的发生需要一个较长的过程。血糖升高但还没达到诊断糖尿病期间,这个阶段称为"糖耐量减退",即糖尿病前期。几乎所有的2型糖尿病患者发病前都要经过这个阶段,国外报道每年有5%～10%的糖尿病前期发展为糖尿病。如果早期干预,比如少吃高热量食物、避免长期久坐等,就有可能延缓或避免向糖尿病的转变,甚至恢复到正常状态。

虽然糖耐量减退不能看作一种疾病,但这个阶段不仅有糖代谢异常,而且还有肥胖、高血脂、高尿酸血症以及高纤维蛋白原症等其他代谢异常,出现高血压、缺血性心脏病、动脉粥样硬化的风险是正常糖耐量人群的1.5～2倍。因此,糖尿病患者即使血糖

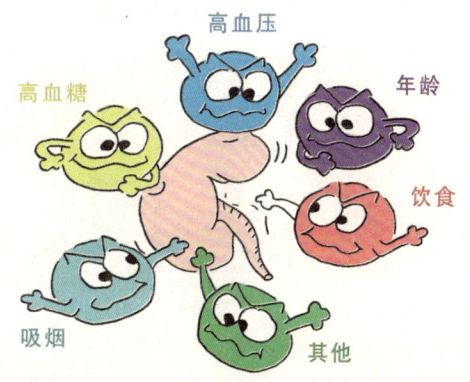

控制达标也会发生肾脏病。赵主任补充道:"亡羊补牢,为时未晚。"控制血糖达标可以减少糖尿病并发症的发生,延缓病情进展,糖尿病肾病也不例外。

糖尿病肾病的发生还与遗传背景有关。有的患者存在易患基因,易患糖尿病肾病,而有的患者没有易患基因,即使病史很长,患糖尿病肾病的机会也不大。

糖尿病肾病的病程及控制

糖尿病肾病一般要经过"五部曲",即分为Ⅰ～Ⅴ期。Ⅰ期(肾小球高滤过和肾肥大期,血糖控制后部分患者恢复)、Ⅱ期(正常白蛋白尿期,运动后出现微量白蛋白尿,休息后缓解)和Ⅲ期(早期糖尿病肾病期又称"持续微量白蛋白尿期")通常是可逆性的,Ⅳ期(临床肾脏病期)已有水肿、高血压、蛋白尿甚至大量蛋白尿等临床表现,病变进行性加重,如未积极治疗则进入Ⅴ期(肾衰竭期),蛋白尿减少,肾衰竭、需要透析或肾移植,致残率和致死率明显增加。

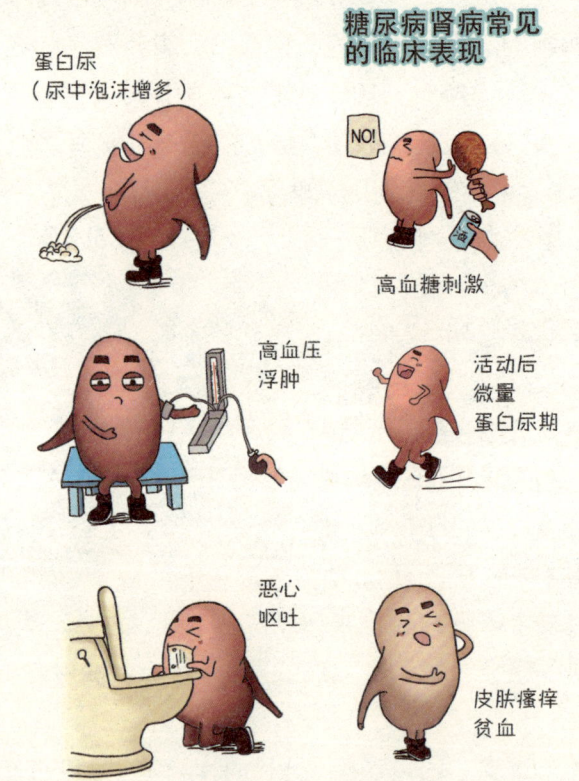

糖尿病肾病常见的临床表现

"尿蛋白就1个+,就算肾脏病也是很轻吧?好治吧?"

出现蛋白尿即表明进入了糖尿病肾病Ⅳ期。治疗上Ⅰ～Ⅲ期主要是控制血糖,一旦进入Ⅳ期必须全方位控制血糖、血压和血脂。虽然各期治疗有所不同,但都必须保持健康的心态,科学看待所患疾病,积极配合医生治疗,乐观对待生活。

1. 控制血糖　糖尿病患者要学会在家使用便携式血糖仪进行毛细血管血糖检测,包括餐前、餐后、睡前、夜间血糖,有时候还要监测剧烈运动前后的血糖,以此来指导饮食、运动,尤其是开始胰岛素治疗的剂量调整。控制血糖需要饮食、运动及药物综合干预。选择降糖药物的原则是:肾功能正常时,所有口服降糖药均可应用;轻、中度肾功能不全时,可根据情况选择胰岛素(首选)及经肾排泄少的药物;终末肾衰竭期特别是中后期的患者,应停用口服降糖药而选择胰岛素治疗。

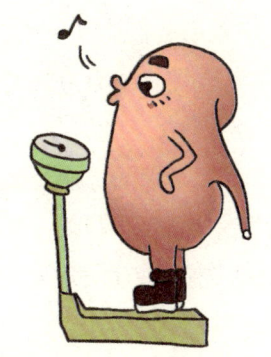

BMI=体重(千克)/身高(米)^2 < 25

2型糖尿病的控制目标(中国2型糖尿病防治指南2010版)

检测指标	目标值
血糖[①](毫摩/升)	
空腹	3.9~7.2
非空腹	≤10.0
HbA1c[②](%)	<7.0
血压(毫米汞柱)	<130/80
HDL-C[③](毫摩/升)	
男	>1.0
女	>1.3
甘油三酯(毫摩/升)	<1.7
LDL-C[④](毫摩/升)	
未合并冠心病	<2.6
合并冠心病	<2.07
体重指数(千克/米^2)	<25
尿白蛋白/肌酐比值(毫克/克)	
男	<2.5
女	<3.5
或尿白蛋白排泄率微克/分(毫克/天)	<20(30)
主动有氧活动(分/周)	≥150

注:①毛细血管血糖;②HbA1c为糖化血红蛋白;
　　③HDL-C为高密度脂蛋白胆固醇;④LDL-C为低密度脂蛋白胆固醇

糖尿病患者应根据理想体重千克数确定每天所需总热量,按55%、15%、30%的比例分配碳水化合物(主食)、蛋白质和脂肪的摄入量,可按每日三餐分配为1/5、2/5、2/5或1/3、1/3、1/3,也可按四餐分配为1/7、2/7、2/7、2/7。一般来说,主食日摄入量如大米、白面、玉米、小米、荞麦面等按休息状态250~300克、轻体力劳动350~400克、重体力劳动450~550克计算,以提供足够的热量,避免蛋白质和脂肪分解增加,加重代谢紊乱。

成人理想体重所需热量表

机体状态	热量[千焦/(千克·天)]
休息	105~126
轻度体力劳动	126~147
中度体力劳动	147~168
重度体力劳动	>168

注:理想体重(千克)=身高(厘米)-105

三种营养物质营养学热价

营养物质	营养学热价[千焦/克]
碳水化合物(糖)	16.8
蛋白质	16.8
脂肪	37.8

2. **低蛋白饮食** 目前主张糖尿病肾病患者低蛋白饮食,以0.8克/(千克·天)为宜。对已有肾功能不全的患者,内生肌酐清除率>25毫升/分时,蛋白摄入0.6克/(千克·天);内生肌酐清除率<25毫升/分时,蛋白摄入0.3克/(千克·天),加用必需氨基酸——α酮酸。即使出现明显水肿,仍不应给予过多的蛋白质,这不仅对病情没有好处,而且也无助于水肿的消退,而应采取低盐饮食以及利尿措施。

3. **控制血压** 糖尿病肾病患者出现高血压会通过升高肾小球内压而加重尿白蛋白排出,加速肾脏病变进展和促进肾功能恶化,应有效控制高血压,尿蛋白<1克/天时,应控制在130/80毫米汞柱以下,尿蛋白≥1克/天时,应控制在125/75毫米汞柱以下,对于收缩压>180毫米汞柱的患者则应在患者耐受的情况下逐渐将血压降到此标准。

首先应通过饮食或体育锻炼减轻体重,适当限制钠盐。对于仍未达到目标血压者,应给予降压药物治疗。首选血管紧张素转换酶抑制剂和(或)血管紧张素Ⅱ1型受体拮抗剂,但应注意监测血肌酐和血钾。

4. 控制血脂　除调整饮食、适当运动外,临床常用的药物有他汀类降脂药,能有效降低血胆固醇,最近又有研究发现,即使血脂正常的糖尿病肾病患者早期应用他汀类药物也可延缓其病情的发生、发展。以甘油三酯增多为主的患者可以选用吉非贝齐、非诺贝特等药物。

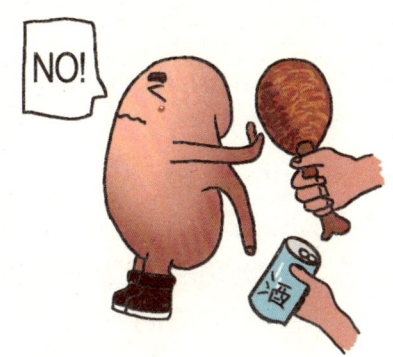

限制摄入酒精和脂肪

5. 其他药物　近年来研究发现有些药物如蛋白激酶C-β抑制剂、氨基葡聚糖、糖基化终末产物抑制剂、结缔组织生长因子抗体、内皮素拮抗剂、肾素抑制剂、醛固酮拮抗剂、抗炎症药物己酮可可碱、过氧化物酶体增殖激动剂等具有一定的肾保护作用,但有待于临床进一步验证。

6. 替代治疗　糖尿病肾病Ⅴ期进展到终末期肾脏病阶段,患者只能依靠肾替代治疗如血液透析、腹膜透析和肾移植维持生命。由于糖尿病患者并发症多,尿毒症症状出现较早,应适当将透析指征放宽,一般内生肌酐清除率降至约15毫升/分或伴有明显胃肠道症状时即应开始替代治疗。

血液透析与腹膜透析的长期生存率相近,前者利于血糖控制,透析充分性较好,无蛋白丢失,但透析过程中易发生心、脑血管意外;后者透析方便,可在家中进行,能较好地保存残余肾功能,但易丢失蛋白,容易发生腹腔感染,且透析效果较血液透析差。对终末期糖尿病肾病患者,肾移植是目前最有效的治疗方法,在美国肾移植患者约占20%。肾移植虽是最有效的治疗手段,但单纯肾移植不能防止糖尿病肾病再发生,也不能使其他糖尿病并发症得到改善,由于上述血液透析及腹膜透析在晚期糖尿病患者中常常不易得到满意效果,因此主张在糖尿病肾病的患者特别是2型糖尿病所致的肾衰竭肾移植应相对早期进行,不必一定要等到透析以后。因单纯肾移植并不能防止糖尿病肾病的再发生,也不能改善糖尿病的其他并发症,所以,肾-胰联合移植是目前最为理想的治疗方法。

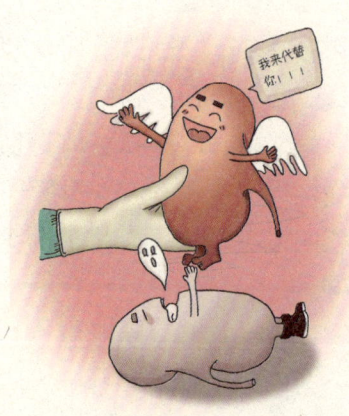

7. 中医药治疗　在基础治疗如控制血糖、治疗高血压、低盐、低脂、优质低蛋白饮食的同时,配合中医辨证论治治疗糖尿病肾病,对减少尿蛋白,改善肾功能,控制病变的进展有积极作用。

糖尿病是终身性疾病,不能痊愈,但能控制,出现肾并发症时更应树立信心,加强患者的自身管理,科学饮食,遵从医嘱,遏制或延缓糖尿病肾病的病情进展。

如何早期识别糖尿病肾病

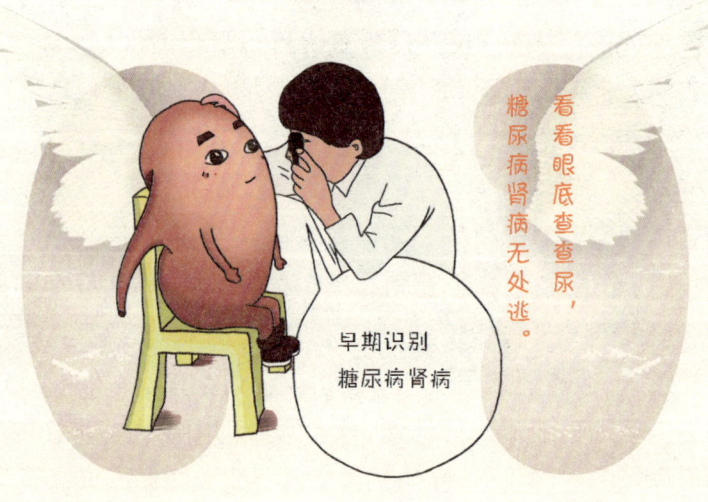

张先生今年 68 岁，患糖尿病 14 年了，虽然常年口服降糖药，但血糖控制是不是达标，他自己也不清楚，因为没有感到任何不舒服，一直没有到医院做过检查。然而，最近一两个月发现腿脚水肿，便来到医院。内分泌科的大夫先看了看，发现张先生好像是严重贫血，便问他眼睛看东西清不清楚。张先生说："最近一两年看报纸模糊，想是年纪大了，花眼吧。"大夫听后，便说："老张啊，你应该到肾内科大夫那看看，可能是肾脏病。"

张先生来到肾内科，大夫做了检查，又开了几张化验单。等结果回报后大夫告诉他："张先生，您的病情挺重，是糖尿病肾病 V 期，必须住院，要考虑透析治疗。"

"大夫，我就这一两月腿肿，没有别的不舒服的感觉，怎么会肾脏病已经这么重了？"

"自从你被确诊糖尿病那天起，糖尿病肾病就已经发生了，由于你没有监测血糖控制是否达标，降糖药物使用不当，糖尿病的并发症就发生了，比如现在肾脏病，你视物模糊很可能也是糖尿病的并发症惹的祸。"听到这里，张先生追悔莫及，但为时已晚。

临床上，类似张先生这样的糖尿病患者不在少数。从不监测血糖，以为按时服药，没有感觉哪个部位不舒服，就万事大吉了。出现这种情况的根源在于对糖尿病认识不足和糖尿病防治知识的匮乏，也有极少数患者存在讳疾忌医或是侥幸心理，一切跟着感觉走。

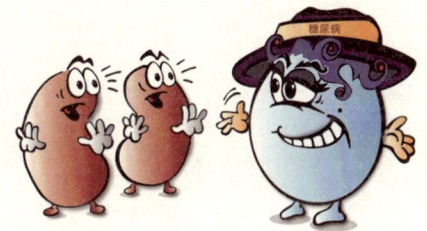

糖尿病肾病的不同阶段治疗措施有所不同，如果能早期筛查，做到早发现，早诊断，采取个体化预防措施，Ⅰ～Ⅲ期的糖尿病肾病是可以逆转的。一旦错过了早期干预的时机，进展到临床肾脏病或肾衰竭期，患者出现高血糖、蛋白尿、水肿，则病变不可逆转，最终只能依靠透析或肾移植维持生命，给家庭和社会带来沉重的经济负担。那么应如何早期识别糖尿病肾病呢？

近几年来由于糖尿病肾病的患者数量不断增加,对其早期诊断研究方面也取得了较大进展,最新研究表明尿蛋白定性检测为阴性时,通过检测以下一系列指标的变化可以为我们早期发现糖尿病肾病提供依据。

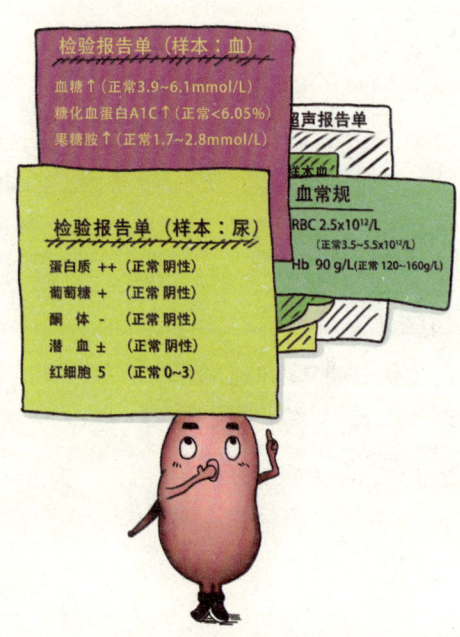

1. 尿常规　简便、易行、快捷,可即时反映尿糖、尿蛋白及尿内有形成分的变化。其各项结果是判断肾脏病的第一手资料,但是其为定性检测,不能作为糖尿病肾病早期诊断的指标。

尿常规检查项目及参考值

分析项目	参考值
酸碱度(pH值)	5.1～6.5
蛋白质(Pro)	阴性
比重(Sg)	1.015～1.025
亚硝酸盐(Nit)	阴性
葡萄糖(Glu)	阴性
酮体(Ket)	阴性
潜血(Bld)	阴性
胆红素(Bil)	阴性
尿胆原(Uro)	阴性

2. 尿白蛋白排泄率　这是诊断早期糖尿病肾病较敏感的指标,尤其是目前用敏感的放射免疫法测定运动后尿中白蛋白,可在尿常规发现蛋白之前,筛查出Ⅱ期糖尿病肾病。患者于早晨7点排尿弃去,然后留取至次日早晨7点共24小时的尿液,收集在一起,准确测定总量后混匀,使用清洁容器取3毫升尿液送检。如遇炎热天气应每100毫升

尿液加 1~2 毫升的甲苯用于防腐。

正常情况下尿白蛋白排泄率小于 20 微克/分（或 30 毫克/24 小时）；20~200 微克/分（或 30~300 毫克/24 小时）为微量白蛋白尿，临床上诊断为早期糖尿病肾病；当持续大于 200 微克/分或 300 毫克/24 小时，即诊断为临床糖尿病肾病。在糖尿病肾病早期，24 小时尿蛋白一般少于 150 毫克，且呈间歇性。严格控制血糖可使尿蛋白消失，运动后尿蛋白可明显增加。因此可以在运动前后留取 24 小时尿液测定患者尿蛋白含量，以便早期发现糖尿病肾病。

由于尿蛋白的检查受多种因素的影响，不能以一次结果而定，一般要在 3~6 个月内测定 3 次，至少有两次结果异常并排除一些其他因素，比如剧烈运动、感染、发热、心力衰竭、明显高血糖、高血压以及血尿，才能考虑糖尿病肾病的诊断。

3. 尿白蛋白/肌酐比值　是近年来用于监测尿蛋白排出情况的一种新的可靠方法，能够可靠地反映 24 小时尿蛋白量。与过去传统的 24 小时尿蛋白定量比较，具有快速、简便、精确等特点，为临床上理想的定性、定量诊断蛋白尿和随访的指标。可以替代 24 小时尿蛋白定量的传统方法。

比值在 30~299 微克/克之间称为微量白蛋白尿。微量白蛋白尿对糖尿病肾病的预测价值非常重要。持续存在微量白蛋白尿的 1 型糖尿病患者不加以干预，经过 10~15 年就会进展到 IV 期糖尿病肾病。20%~40% 微量白蛋白尿的 2 型糖尿病患者如果不加干预，会发展为临床肾脏病。无论是 1 型糖尿病还是 2 型糖尿病患者，一旦发生蛋白尿，发生肾衰的概率会逐年攀升，大约在 5 年以后，超过 50% 的患者会发展为终末期肾脏病，到 10 年以后基本 80% 蛋白尿的患者会发生终末期肾脏病。

4. 尿视黄醇结合蛋白（RBP）　人尿中 RBP 含量改变能够敏感地反映肾近端小管功能。当近端肾小管受损时，尿 RBP 因近曲小管重吸收减少而分泌量明显增加。因此，RBP 是近曲小管功能受损的敏感诊断指标，在糖尿病肾病中的阳性率较尿常规高，能早期提示肾损害。

5. 胱抑素 C　胱抑素 C 可自由通过肾小球滤过膜并在近端小管被分解代谢，其产生的速率恒定，不受炎症、肌肉量、性别等因素影响，是反映肾小球滤过功能的理想内源性标志物，可作为肾功能损伤的早期评价指标。糖尿病患者出现血液或尿液中胱抑素 C 升高分别提示肾小球或肾小管功能损伤。

6. 同型半胱氨酸　同型半胱氨酸是一种反应性血管损伤氨基酸，血液中含量升高，可通过氧化应激、致炎作用和免疫相关因素介导血管内皮损伤，参与肾微血管损伤。血液中同型半胱氨酸升高，有助于糖尿病肾病的早期诊断。

7. 高敏 C 反应蛋白　高敏 C 反应蛋白是一种非特异性血清炎症标记因子。该蛋白水平升高是糖尿病肾病的独立危险因素，提示早期糖尿病肾病的发生。

8. 其他　尿 N-乙酰-β-D 氨基葡萄糖苷酶（NAG）、$β_2$-微球蛋白、尿单核细胞趋化蛋白 1（UMCP-1）也可作为糖尿病肾病早期的诊断指标。

但是，并非糖尿病患者出现水肿、蛋白尿都是糖尿病肾病，糖尿病也可合并非糖尿病性肾脏病，如果患者出现以下情况应考虑和其他肾小球疾病鉴别，必要时行肾活检，及时明确诊断，调整治疗方案：

- 无糖尿病视网膜病变。
- GFR 短期内快速下降（每月下降超过 1 毫升/分）。
- 快速出现的蛋白尿或肾病综合征。
- 顽固性高血压。
- 尿沉渣镜检提示变形红细胞尿。
- 伴有其他系统性疾病的症状或体征。
- 首次应用血管紧张素转换酶抑制剂或血管紧张素 Ⅱ 受体拮抗剂（ARB）治疗 2~3 个月内 GFR 下降>30%。

当蛋白尿遇上高血压,对糖尿病雪上加霜

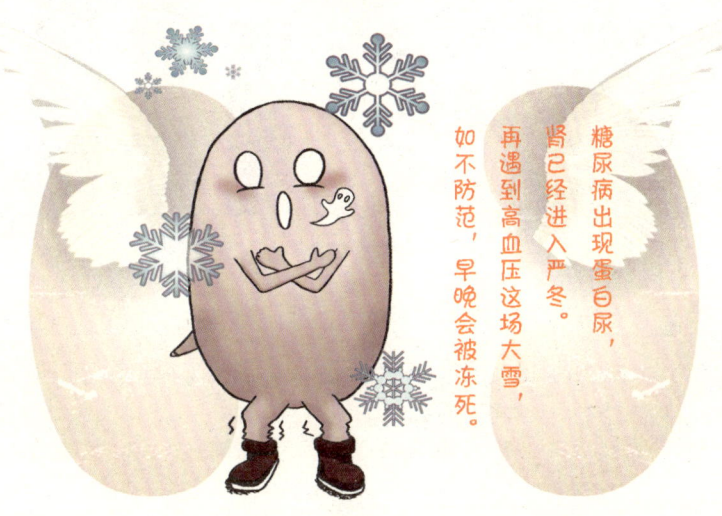

糖尿病出现蛋白尿,肾已经进入严冬,再遇到高血压这场大雪,如不防范,早晚会被冻死。

一大早老杨手扶着额头,一脸痛苦的表情走进肾内科门诊。

"大夫,我患糖尿病好多年了,1年前感觉尿中有泡沫,一检查大夫说是糖尿病肾病,但是自己没有感觉不舒服,就是最近几天感觉有点头晕,是怎么回事啊?"

李大夫先给老杨测了个血压。测过之后,李大夫说:"血压高,165/100毫米汞柱,现在除了糖尿病、糖尿病肾病之外,又合并了高血压,得重视了。"

"这不雪上加霜嘛!糖尿病、糖尿病肾病,现在又加上个高血压。我的病是不是很严重?"

"糖尿病、高血压、蛋白尿,这是临床常见的情况,如果不积极控制血压,肾损害会进展更快。"李大夫严肃地说道。

糖尿病患者一旦出现微量白蛋白尿,一方面提示糖尿病肾病的发生;另一方面也预示着血管内皮细胞受损,是心脑血管疾病的预测指标。患者出现高血压后,又加重了心、脑、肾的病变程度。

血压升高的程度与尿蛋白排泄量及糖尿病肾病的发展程度呈正相关，高血压甚至比高血糖更容易加重肾损害，且两者一旦伴发，对肾损害起叠加作用，而糖尿病肾病亦可进一步升高血压。高血压可使尿白蛋白水平正常的2型糖尿病患者尿白蛋白渐进性增加，并使有临床糖尿病肾病的患者肾功能恶化。通过抗高血压治疗可阻止或延缓上述两个过程。因此，严格控制血压是延缓糖尿病肾病进展为肾衰竭的基本措施。控制高血压应做到以下两个方面。

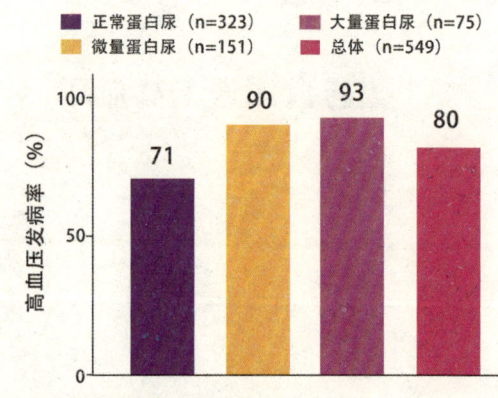

2型糖尿病高血压的发病率

注：高血压定义为血压≥140/90mmHg

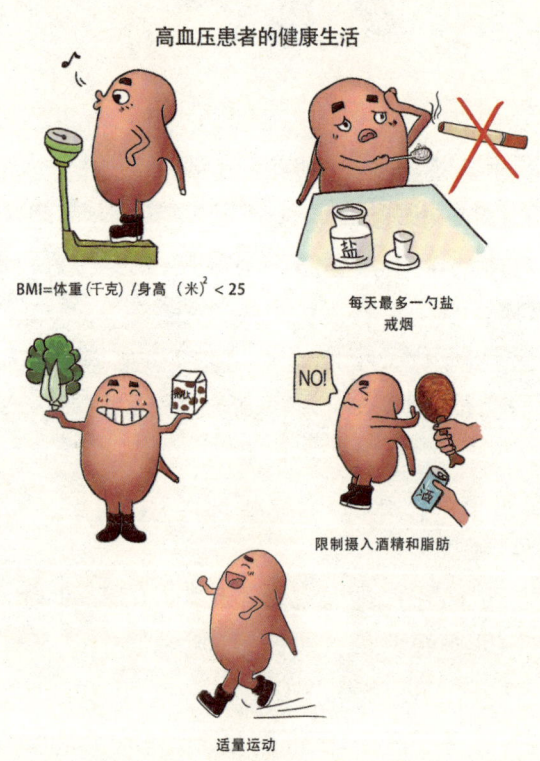

高血压患者的健康生活

BMI=体重(千克)/身高(米)² < 25

每天最多一勺盐
戒烟

限制摄入酒精和脂肪

适量运动

1. 首先应通过限制钠盐、减轻体重、进行中等强度的体力活动、戒烟、限制酒精摄入等生活方式的调整，达到一定程度的降压。对于钠盐摄入量需根据血钠水平和水肿程度调整，一般每天应<6克，伴水肿、血压升高时<2克，伴心力衰竭时<1克。

2. 改善生活方式后血压仍不达标者，应加用降压药。对于糖尿病性高血压，首选并早期应用血管紧张素转化酶抑制剂（ACEI）及血管紧张素Ⅱ受体拮抗剂类（ARB），其次还可应用钙通道阻滞剂（CCB）药物、噻嗪类利尿剂、β受体阻滞剂、α受体阻滞剂。

部分患者服用ACEI类药物可出现咳嗽，停药后消失。临床应用该类药物时要注意以下几点：

- 老年患者对ACEI降压特别敏感，必须从小剂量开始。
- 肾功能不全患者，当血肌酐<265微摩/升（3毫克/分升）时可以应用ACEI，但需监测血钾及血肌酐。如服药后血肌酐升高不超过30%，且能在2周内恢复，可继续应用；血肌酐升高超过30%乃至50%即为异常药物反应，应及时停药。
- 肾功能不全患者，当血肌酐>265微摩/升（3毫克/分升）时应禁用，开始透析治疗后可继续应用。
- 对于双侧肾动脉狭窄、孤立肾，使用时可能导致急性肾衰竭，应禁用。

糖尿病患者如何远离肾损害

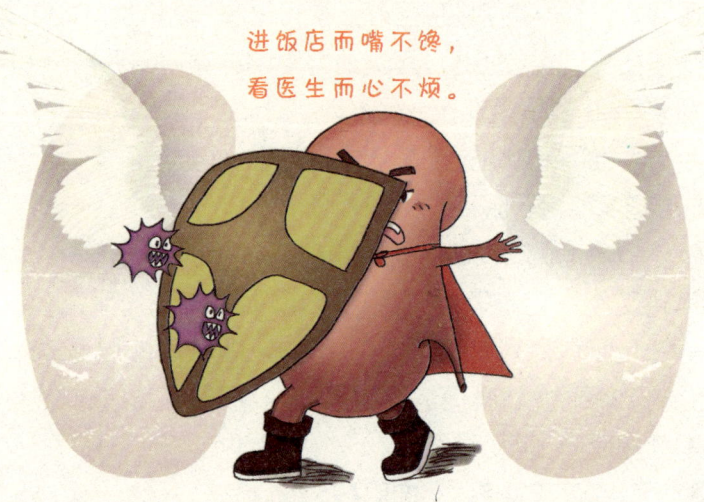

进饭店而嘴不馋，
看医生而心不烦。

有一次王大夫和同事们利用国庆节长假到乡下义诊，一位张大爷急匆匆地走进来咨询："大夫，我今年58岁了，6年前查出了糖尿病，一直很听大夫的话，经常查饭前饭后的血糖，控制得挺好。我的邻居老李跟我岁数差不多，有糖尿病十几年了，上个月听说他有点恶心、腿肿，去县医院一查，大夫说是尿毒症，得透析。大夫，您说我将来是不是也会那样啊？"

"张大爷，你的邻居可能是糖尿病肾病引起来的尿毒症。事实上，从诊断糖尿病那一天起，糖尿病肾病就已经发生了，但发展到尿毒症需要很长一个过程，只要你注意预防是可以控制病情发展的。"

"听你的意思，我也得了糖尿病肾病了？看来只关注血糖是不是达标还不够！大夫，快给我说说，该怎么预防吧！"

糖尿病肾病是糖尿病慢性微血管并发症之一。患者一旦被确诊患上了糖尿病，肾损害就已经发生了，起初不会引起任何的不适症状，容易被人们忽视，直到出现明显的蛋白尿和水肿才到专科就诊，那就为时已晚。那么,糖尿病患者如何远离肾损害呢?

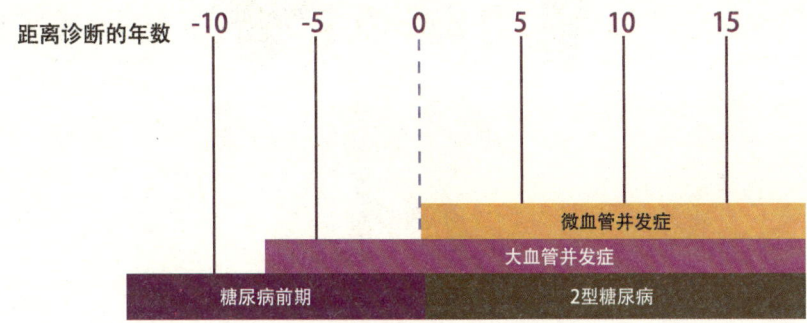

并发症伴随2型糖尿病的自然病程

预防糖尿病,远离肾损害

糖尿病是导致糖尿病肾病的直接原因,而糖尿病的发生与热量摄入过多、营养过剩、肥胖、缺少运动等因素有密切关系,从以下两方面预防糖尿病,是远离肾损害的第一步。

1. 健康饮食,"三低一高" 严格控制油炸、煎、烤的高热量食物摄入,养成低盐、低糖、低脂、高纤维素的"三低一高"饮食习惯。常食新鲜蔬菜、水果和五谷杂粮,米面不要吃得太精。番茄、黄瓜、麦麸饼纤维素含量高。适当限制蛋白质的摄入,蛋白质摄入以 0.8~1.0 克/(千克·天)为宜,优质蛋白为佳,如牛奶、鸡蛋、瘦肉、水产品等。过多摄入盐和蛋白质可能增加肾负荷,不容忽视。有的人本来工作、生活压力就大,如果用不适当的美食"犒劳"自己,则更不可取。

2. 调整生活方式 戒烟戒酒,生活起居要有规律,劳逸结合,每天要进行适度的体育锻炼。体育锻炼可促使胰岛素分泌,增加胰岛素敏感性,消耗肌糖原,加速脂肪分解,改善血液循环,有助于减轻体重。建议每周锻炼 3 次或 4 次,每次不少于 30 分钟,强度要适当,应该在餐后 1~2 小时进行,有氧运动方式如散步、行走、慢跑、爬楼梯、打太极拳、游泳、骑自行车、跳舞、打羽毛球等是首选。无氧运动是特定肌肉的力量训练,可使血液中乳酸增加,导致气急、肌肉酸痛等,如举重、百米赛跑等,不主张此类运动。

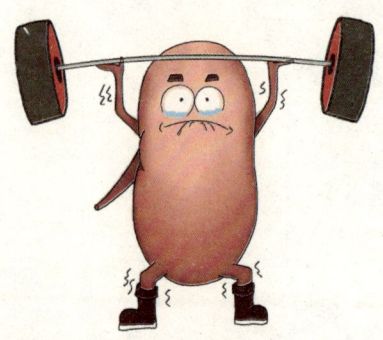

一旦患上糖尿病，以下措施要认清

1.血糖控制要达标　被确诊糖尿病的患者经常会问，为什么会出现糖尿病并发症呢？

目前认为，血糖未达到控制目标是出现并发症的主要原因。英国前瞻性糖尿病研究（UKPDS）显示，良好的血糖控制使1型糖尿病肾病发病率下降一半，使2型糖尿病肾病发病率降低三分之一。糖化血红蛋白Alc（GHbAlc）比例能反映测定前1~2个月的平均血糖水平，是了解糖尿病控制良好与否的重要指标。2011年世界卫生组织建议将糖化血红蛋白Alc≥6.5%作为糖尿病的诊断标准之一。有证据表明，随着糖化血红蛋白比例升高，发生并发症的风险增加，相反糖化血红蛋白比例降低，发生并发症的风险也下降。因此，理想控制血糖至关重要。

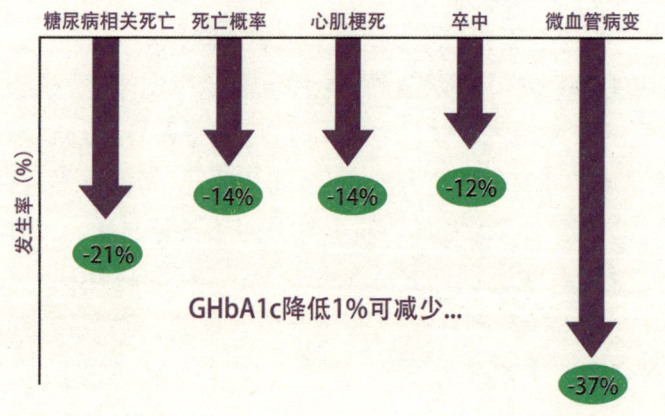

要做到血糖控制达标，必须早发现、早诊断，定期同时监测空腹血

糖和餐后血糖是关键。应注意的是,常规健康查体化验只测空腹血糖,不测餐后血糖,易漏诊。只要符合糖尿病的诊断标准即可明确诊断,都应及时进行干预,减少糖尿病肾病的发生。

糖尿病的诊断标准(WHO 1999)

诊断标准	静脉血浆葡萄糖水平(毫摩/升)
(1)糖尿病症状(高血糖所导致的多饮、多食、多尿、体重下降、皮肤瘙痒、视力模糊等急性代谢紊乱表现)加随机血糖	≥11.1
或	
(2)空腹血糖(FPG)	≥7.0
或	
(3)葡萄糖负荷后2小时血糖	≥11.1
无糖尿病症状者,需改日重复检查	

注:空腹状态指至少8小时没有进食热量;随机血糖指不考虑上次用餐时间,一天中任意时间的血糖。

2010年版中国2型糖尿病防治指南指出,易患2型糖尿病的高危人群是指:

(1)有糖调节受损史;

(2)年龄≥45岁;

(3)超重、肥胖(BMI≥24千克/米^2),男性腰围≥90厘米,女性腰围≥85厘米;

(4)2型糖尿病患者的一级亲属;

(5)高危种族;

(6)有巨大儿(出生体重≥4千克)生产史,妊娠糖尿病史;

(7)高血压(血压≥140/90毫米汞柱),或正在接受降压治疗;

(8)血脂异常[HDL-C≤0.91毫摩/升(≤35毫克/分升)]及TG≥2.22毫摩/升(≥200毫克/分升),或正在接受调脂治疗;

(9)心脑血管疾病患者;

（10）有一过性糖皮质激素诱发糖尿病病史者；

（11）BMI≥28千克/米^{2}的多囊卵巢综合征患者；

（12）严重精神病和（或）长期接受抗抑郁症药物治疗的患者；

（13）静坐生活方式。

针对上述人群，更应积极监测空腹血糖和餐后血糖。

2010年版中国2型糖尿病防治指南指出，糖尿病患者空腹血糖控制目标为3.9～7.2毫摩/升，非空腹血糖控制目标≤10毫摩/升；糖化血红蛋白控制目标应小于7%；危重患者血糖控制标准应为7.8～10毫摩/升。

2.血压、血脂别忽视　许多患者会问"我们糖尿病患者，控制好血糖肯定是必须的，但是为什么还要严格注意血压和血脂呢？"

高血压和高血脂都会增加糖尿病并发症，尤其是糖尿病肾病发生的风险。控制血压和血脂能有效减少糖尿病患者心血管发生的危险性，对其进行监测和控制达标与血糖的监测和控制达标同样重要。控制血压达标能减少尿中蛋白，延缓蛋白尿的产生，进而可以减轻蛋白对肾小球的损害，对保护肾功能起重要作用。当出现肾功能损害时，控制血压的重要性甚至超过控制血糖。

降压目标：一般人群≤130/80毫米汞柱，老年人≤140/90毫米汞柱。如果患者蛋白尿>1克/天，尽量使血压控制在125/75毫米汞柱以下，若蛋白尿<1克/天，血压应控制在130/80毫米汞柱以下，对于收缩压>180毫米汞柱的患者则应缓慢逐渐将血压降到此标准。降压药物主要有血管紧张素转化酶抑制剂和血管紧张素Ⅱ受体拮抗剂两大

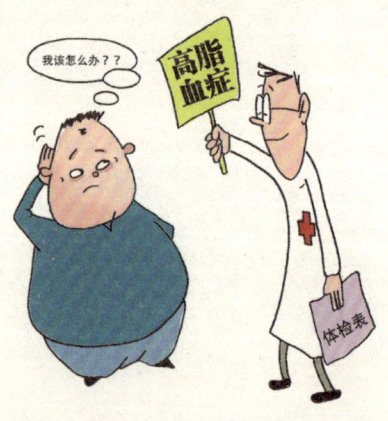

类。需要注意的是定期监测血压，避免血压过低或上下波动。对糖尿病伴高血压人群进行积极的干预，可有效地预防糖尿病大血管和微血管并发症。

血脂升高，也是糖尿病肾病的危险因素，最基本的是饮食控制，少吃高油脂食物，避免暴饮暴食，多吃含糖量低的蔬菜和水果。常用的降

脂药物包括他汀类和贝特类,我国糖尿病患者控制血脂目标值为:低密度脂蛋白胆固醇<2.5毫摩/升,高密度脂蛋白胆固醇>1.0毫摩/升,总胆固醇<4.5毫摩/升,甘油三酯<1.5毫摩/升。

如果患者患有心脑血管疾病则更要密切监测血脂及血压,使其达标。糖尿病患者每年应至少检查一次血脂[包括LDL-C、总胆固醇、三酰甘油(甘油三酯)和HDL-C]。用调脂药物者还应在用药后定期评估疗效和副作用,在患者每次就诊时均应测量血压,并指导高血压患者每天在家中自我监测血压并记录。

总之,预防糖尿病肾病最重要的是有效控制血糖和全血糖化血红蛋白(7.0%以下);适当限制蛋白质摄入[一般1.0克/(千克·克左右),出现蛋白尿后0.8克/(千克·克)以下];合并高脂血症者要积极控制血脂;合并高血压者应积极控制血压(130/80毫米汞柱以下),可推荐应用ACEI和(或)ARB。改善生活习惯,适当运动,控制体重,戒烟,合理饮食,定期监测血、尿指标。需要指出的是:部分糖尿病患者可能同时患有肾小球肾炎,此时的治疗与糖尿病肾病完全不同。因此糖尿病患者出现蛋白尿后,应到肾脏病专科检查,早期明确诊断,早期治疗。

慢性肾脏病，病因面面观

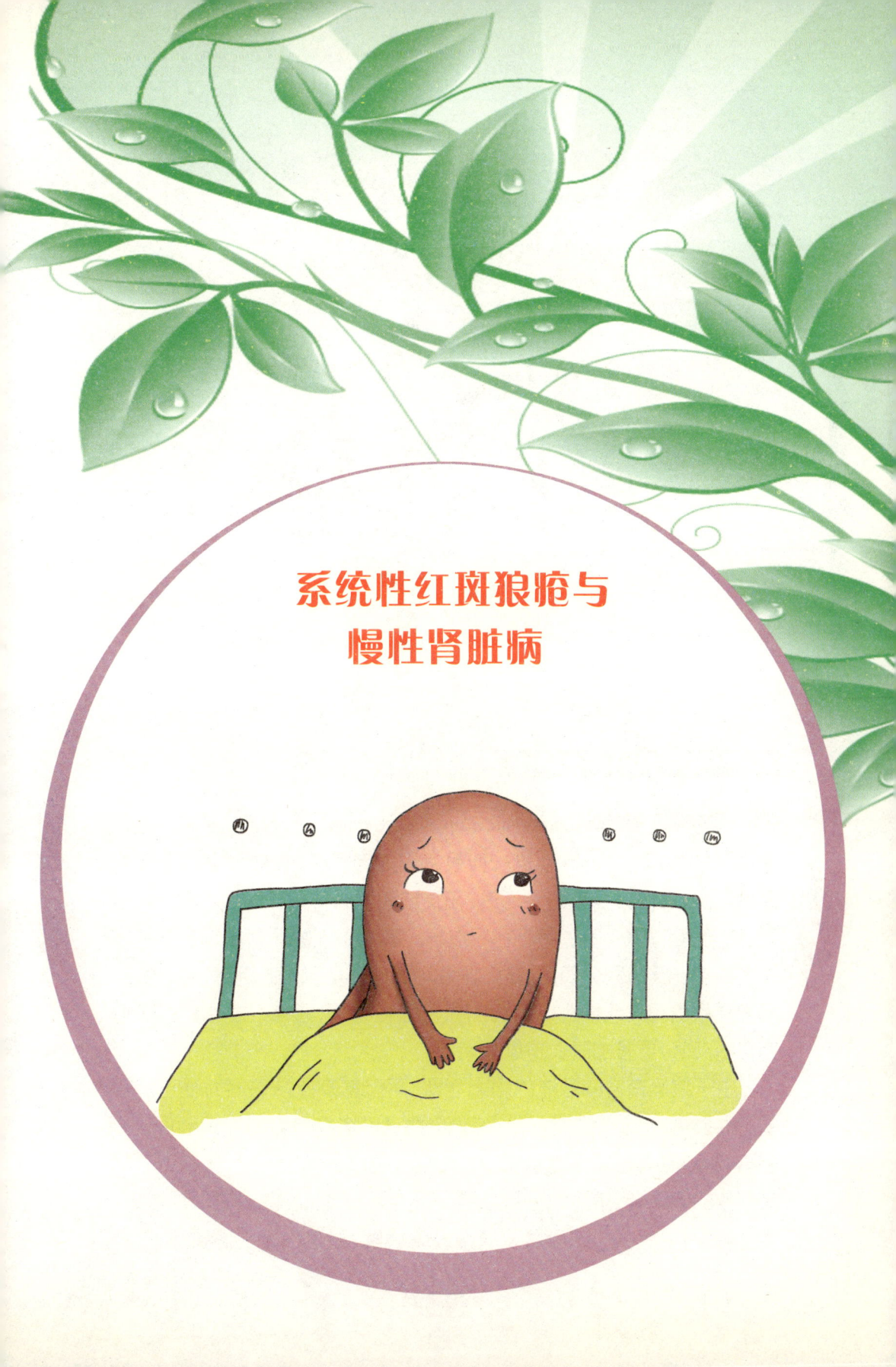

认识系统性红斑狼疮

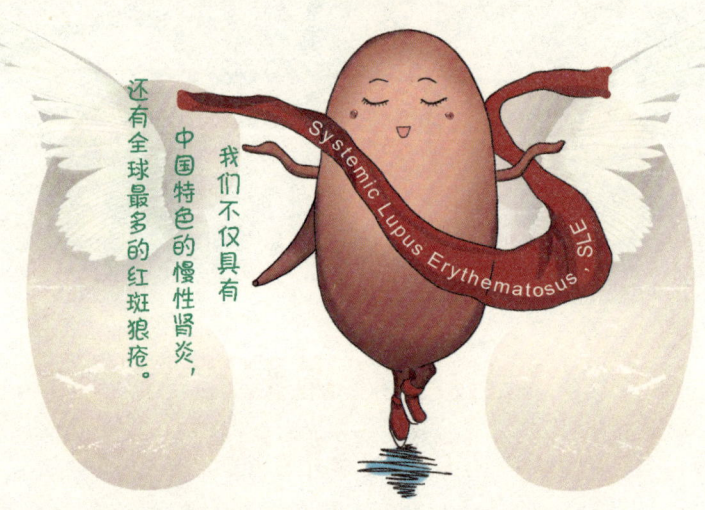

我们不仅具有中国特色的慢性肾炎，还有全球最多的红斑狼疮。

Systemic Lupus Erythematosus, SLE

什么是系统性红斑狼疮

系统性红斑狼疮（Systemic Lupus Erythematosus, SLE），简称"红斑狼疮"或"狼疮"（Lupus），是一种很常见的自身免疫性疾病，好发于生育期妇女，具有很强的遗传背景，在女性激素升高（如怀孕）、紫外线照射、化学污染、感染等诱因下容易发病。狼疮患者除了可出现各种症状如发热、面部红斑、关节痛、贫血、胸膜炎外，还可以影响到心、肾、肺、中枢神经系统和其他器官。狼疮的损害可轻可重，通常在发作期和缓解期之间交替，更多的时候是缓解期。

由于狼疮有各种各样的临床症状，不仅影响皮肤、关节，还导致重要脏器损害，出现狼疮性肾炎、狼疮脑病，因此，往往容易与其他疾病相混淆，导致患者在多个专科就诊。随着医疗手段的改进和多种免疫抑制药物的应用，目前绝大多数狼疮是完全可以控制的，只要早期诊断，正规治疗，绝大多数患者可以获得临床缓解，显著提高生活质量，并延长预期寿命。

哪些人容易得系统性红斑狼疮

系统性红斑狼疮多见于青年女性,尤其是育龄期女性是高发人群。青春期前和绝经后首次发作的 SLE 少见。男女比例为 1：（8～10），也就是每 10 个患者中仅一例是男性。

下面来看两个病例：

病例一,小王,23 岁,女性,大学刚毕业,长相俊美,皮肤白皙,平时爱好打扮。在一次海滨旅游时,晒了日光浴,结果立即出现光过敏、面部及全身皮疹,继而出现全身乏力、关节痛,进一步检查发现尿蛋白2+,隐血2+,多种自身抗体阳性。当地医院给予激素及氯喹治疗,皮疹逐渐消退,尿蛋白减少。

病例二,李××,女性,28 岁,结婚 2 年,姨妈曾经患有"系统性红斑狼疮"。1 个月前足月妊娠分娩一个女婴,产后即发现贫血,乏力,一直按"营养不良性贫血"治疗,效果不佳,同时伴有白细胞、血小板减少,近期出现腹胀、胸闷,进一步检查尿检异常,伴大量胸腔积液、腹水,抗核抗体和抗 dsDNA 抗体阳性,诊断为"系统性红斑狼疮,狼疮性肾炎"。

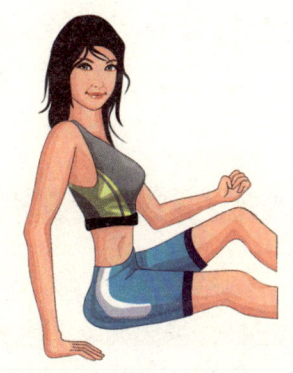

从这两个病例可看出,系统性红斑狼疮多见于青年女性,育龄期女性是高发人群。

虽然狼疮多见于育龄期年轻女性,但是越来越多的儿童、青少年、男性及绝经期后的老年女性也发生系统性红斑狼疮。这些患者在临床表现上与典型的女性狼疮性肾炎患者不同,通常皮肤、关节等症状不典型,相对内脏器官损害较重,极易漏诊、误诊,另一方面这类患者对治疗反应差,传统的治疗方案往往效果不佳。导致这种情况发生,与环境污染密不可分,大量芳香胺类化合物和雌激素滥用,都是导致系统性红斑狼疮的原因。

缘何称为"红斑狼疮"

系统性红斑狼疮主要的临床特点是两侧面颊部有水肿性红斑,鼻梁上的红斑常与两侧面颊部红斑相连,形成一个蝴蝶状的皮疹。那么为什么称为"红斑狼疮"(Lupus)呢?"Lupus"源于拉丁文"狼",大家知道,狼与狼打架的时候,常常撕咬对方的面部,导致面部鲜血淋淋,形成大片红色疤痕。后来医学家们用"Lupus"来描述皮肤病变。红斑狼疮患者面部的皮疹与狼打架时咬伤的面部疤痕相似,就形象地把这个病称之为"红斑狼疮",并沿用至今。世人看到

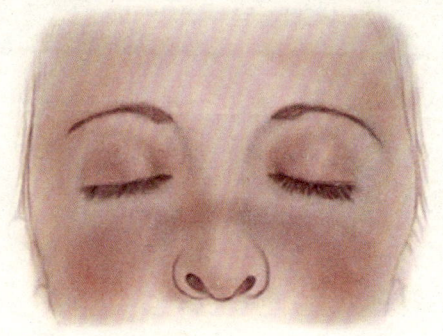

"狼"字,就产生了一种恐惧感,认为这种病的发病与狼有关,其实一点关系也没有,只不过是借用"狼疮"来形象地描述这种皮疹罢了。

系统性红斑狼疮常见哪些症状

系统性红斑狼疮可以累及全身多个脏器系统,因此临床表现多种多样。当出现以下症状时,应高度考虑系统性红斑狼疮,并做全面检查以早期明确诊断:不明原因、长期、不规则发热;皮疹,特别是面部蝶形红斑;光敏感(指遇到阳光即出现面部发红或过敏性皮疹);口腔、舌、颊等反复出现无痛性溃疡;明显脱发;受凉(尤其冬天浸入冷水中)后手指发白或发紫,疼痛,麻木,俗称雷诺现象;双手、足出现瘀点,指端、趾尖凹陷、溃疡、坏死;反复或持续性关节疼痛、肿胀、发热、晨起活动僵硬;不明原因的贫血、白细胞减少或血小板减少;不明原因心包积液,胸腔积液(除外炎症)等。

因此,当育龄期女性患者,出现上述临床表现时,应及时完善免疫学检查,高度考虑系统性红斑狼疮。

我患的是系统性红斑狼疮吗

经常有患者来看门诊，直接问医生"我患的病是系统性红斑狼疮吗？"导致患者反复咨询这个问题的原因是，这些患者往往有皮肤、关节的症状，如面部红斑、关节痛、发热、乏力或个别免疫学指标有异常。仅凭患者所说的一点或两点并不能确诊系统性红斑狼疮，必须要根据诊断标准，方可确诊。

系统性红斑狼疮通常累及多个器官系统，患者就诊时多根据临床症状，可在皮肤科、骨科、风湿科、血液科、肾脏病科、神经科或心脏呼吸科等专科门诊就诊，也有因长期发热原因不明就诊的。目前系统性红斑狼疮常用的诊断标准为美国风湿病协会1997年制定的标准，11条诊断标准中有4条符合即可确诊。也有少数患者不满足4条诊断标准，也诊断为系统性红斑狼疮，这需要由临床医生根据患者的具体情况判断，包括不典型的患者及接受治疗的患者。

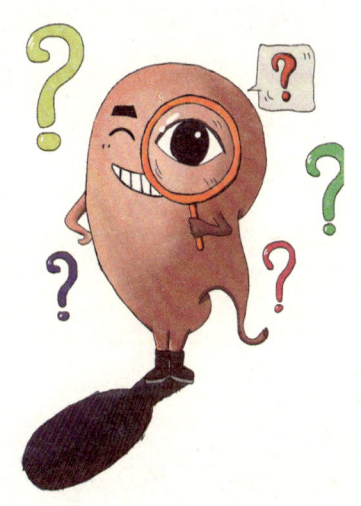

系统性红斑狼疮是如何产生的

正常人体通过免疫系统的应答反应来对抗外界的各种感染或刺激，从而达到保护机体的目的，但是系统性红斑狼疮的患者，免疫功能发生紊乱，针对自身组织产生"自身抗体"，造成自身组织的损害，并进一步诱导其他免疫细胞加入，导致全身炎症和血管病变，体内细胞在清理衰老和被破坏细胞的过程可能也受到损伤，从而进一步加重免疫系统的损害。

为什么有些人会出现系统性红斑狼疮，而有些人不会患病？系统性红斑狼疮的发生是一个复杂机制，与多种因素有关，包括基因易感性、免疫调节系统紊乱、性激素、环境因素等，其中环境因素起了重要作用。狼疮通常是外界因素和内在因素共同作用的结果：特定的易感人群(种族、基因、免疫紊乱、性激素水平等),在一定的环境因素(如感染、饮食、毒素/药物、紫外线、化学因素等)下引起炎症、诱导细胞凋亡、造成组织损伤,最终导致系统性红斑狼疮发生。因为每个人的遗传素质不同,所处环境不同,所以每个患者的临床表现也轻重不一。故系统性红斑狼疮会出现多样性表现,及复发和缓解交替现象。

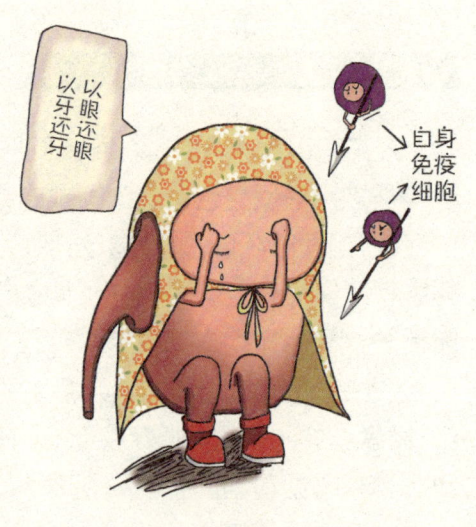

如何早期诊断系统性红斑狼疮

系统性红斑狼疮临床表现多样,如何早期诊断非常重要。首先,重视患者的每一个临床表现和症状,认真分析判断。比如当患者主诉面部出现红斑时,除了考虑红斑狼疮导致的皮疹外,还应考虑过敏、寒冷刺激等原因;"贫血"在许多年轻女性都容易存在,受到饮食、月经等因素影响,尤其是补充铁剂或叶酸、维生素 B_{12} 等药物后,贫血仍未改善的患者,一定要寻找贫血原因;其次,要善于将多个临床表现综合起来分析。比如,出现肾脏病变的患者,同时伴有贫血,白细胞、血小板减少,或不明原因发热,或皮肤关节症状,应该想到系统性疾病的可能;最后,要重视不典型临床症状,如乏力、肌痛、消化道、神经系统等症状,这些症状极易被患者忽视,需要医生认真仔细的询问,并进一步结合相关的实验室检查,方能确诊。

红斑狼疮需要做哪些检查

系统性红斑狼疮由于累及多个器官系统,往往需要做多项检查,哪些检查是系统性红斑狼疮所需要的呢?

1.一般检查 系统性红斑狼疮常累及血液系统和肾,因此血常规和尿常规是必须要做的,而且这两项检查简单、方便、快捷、易行。

2. 自身机体检查 由于系统性红斑狼疮患者血清中存在多种自身抗体,且自身抗体是诊断系统性红斑狼疮的重要依据。因此,必须重视自身抗体的检查,包括抗核抗体(ANA)和抗双链DNA(dsDNA)抗体。ANA和抗dsDNA抗体可随着病情的活动而发生改变,因此要动态观察,抗Sm抗体的特异性高,又称为本病的特异性抗体。一次自身抗体检查阴性并不能完全排除本病,须结合临床和其他实验室检查综合判断。

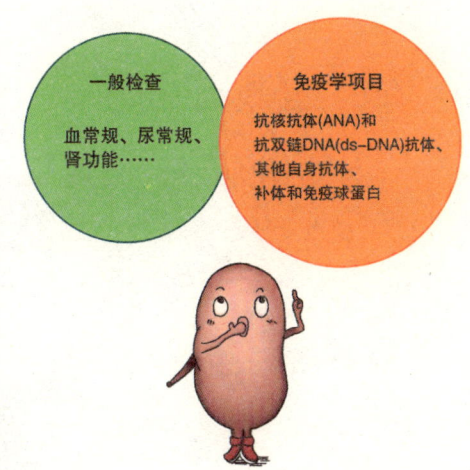

一般检查
血常规、尿常规、肾功能……

免疫学项目
抗核抗体(ANA)和抗双链DNA(ds-DNA)抗体、其他自身抗体、补体和免疫球蛋白

3. 补体测定 系统性红斑狼疮活动时,激活免疫反应,导致大量补体参与,造成补体消耗,因此,血清中补体 C3、C4 和 CH50 的含量降低。

4. 免疫球蛋白 系统性红斑狼疮免疫功能异常亢进,产生大量自身抗体,会使血清中免疫球蛋白增高,其中,IgG 增高较为多见。

5. 其他检查 一部分系统性红斑狼疮患者还合并其他自身免疫性疾病,如干燥综合征、类风湿关节炎、皮肌炎等,故患者体内还可检出类风湿因子、SSA 抗体、SSB 抗体、抗 Jo-1 抗体等。此外还应查冷球蛋白、C 反应蛋白(CRP)和红细胞沉降率(ESR)。

化妆、烫/染发与系统性红斑狼疮

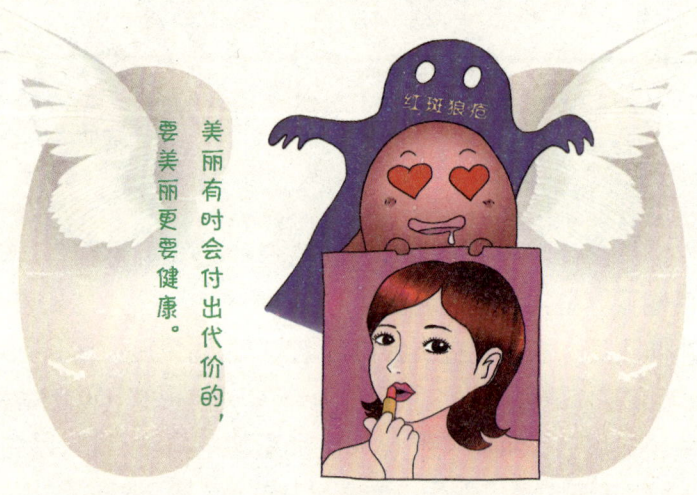

美丽有时会付出代价的,要美丽更要健康。

为何女性容易发生系统性红斑狼疮

大量流行病学研究发现雌激素与系统性红斑狼疮的发生关系密切,外源性雌激素增多会导致系统性红斑狼疮发生及活动加重。比如使用雌激素避孕或替代治疗的女性人群中,系统性红斑狼疮的发生率明显升高;同样,系统性红斑狼疮患者产后月经恢复后,复发的机会明显增多。因此,女性系统性红斑狼疮患者明显高于男性患者,而青春期前和绝经后的女性首次发作的系统性红斑狼疮少见。

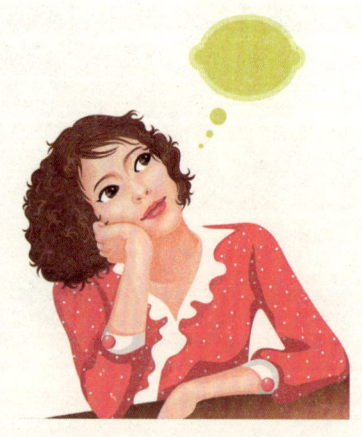

系统性红斑狼疮与哪些因素有关

系统性红斑狼疮的发生是内因与外因共同作用的结果,不仅要有易感背景,而且外界环境是重要的诱发因素,这些外因包括感染、饮食、紫外线、毒素/药物及化学因素等。感染是最常见的诱因,并非所有感染都会导致狼疮复发或加重,但是复发的狼疮患者大多数与感染相关,可能是细菌、病毒或其他感染。紫外线也是导致狼疮加重、复发的常见诱因,如阳光曝晒或日光浴。

紫外线破坏皮肤上皮细胞,导致 dsDNA 释放,引起自身免疫反应;感染可通过分子模拟和影响免疫调节功能而诱导特异性免疫应答;应激可通过促进神经内分泌改变而影响免疫细胞功能;食物或药物可影响炎性介质的产生;药物还可调节细胞的反应性和自身抗原的免疫原性。因此,系统性红斑狼疮的发生与多种因素相关。

化妆、烫发、染发与红斑狼疮

系统性红斑狼疮是年青女性容易罹患的疾病,不仅与女性体内雌激素水平有关,而且与女性的"爱美之心"密不可分。由于年轻女性爱使用彩色化妆品,染发和烫发的比例也较高,表面上看是变美了,但是从未想到这些"美丽"背后潜在的风险。前面提到的小王,就是一位很爱漂亮的姑娘,不仅经常化妆,每隔 1~2 个月就要染一次头发,号称"百变女郎"。殊不知长期使用这类物质,为狼疮的发生种下了祸根。很多化妆品(尤其是彩色化妆品中)、染发剂和烫发剂中,均含有芳香胺类化

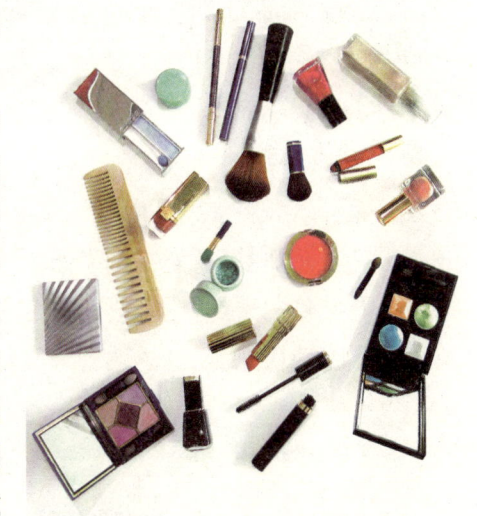

学物质,这些物质可以诱发红斑狼疮,加重病情。长期接触这类化合物,容易导致系统性红斑狼疮的发生,尤其是易感人群(基因背景异常、

存在免疫功能紊乱者）。其中部分患者还对化妆品、染发剂等过敏，也会加重炎症反应，促使狼疮的发生。因此，对于高危人群，应远离这些物质，尽量避免使用彩色化妆品、染发剂及烫发剂。

日晒与皮疹的发生

系统性红斑狼疮的发生或病情活动与环境或其他外源性刺激密切相关，其中紫外线是重要的影响因素之一。

日光中的紫外线B（UVB）可导致人体皮肤出现红斑，诱发系统性红斑狼疮皮疹发生。紫外线B在夏天和午后特别强烈，照射后可出多种皮疹。典型的皮疹表现为颧面部蝴蝶状红斑或盘状红斑，也可出现红色丘疹、斑丘疹。一部分患者有光过敏现象，即一晒太阳光，暴露部位的皮肤便出现发红、斑疹、丘疹或大疱性皮疹，伴灼热、痒痛感。皮肤病变的严重程度与光照射的强度、距离及照射时间成正比。

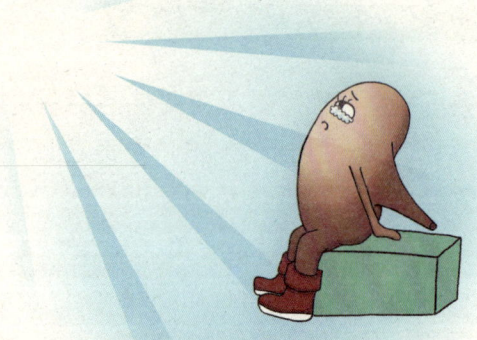

因此，对于易感人群或高危患者，应避免阳光曝晒或日光浴，避免夏日正午出门，户外活动时面部可涂氯喹冷霜或防晒霜，市场上绝大多数防晒品是针对UVB的，通常选择防晒指数（SPF值）大于15的防晒品；外出时宜着长袖衣裤、戴宽檐帽或阻挡紫外线性能较好的遮阳伞；在房间内，要避免长时间近距离接触日光灯，因为日光灯也会散发部分紫外线。此外，还要避免食用光感性食物。

哪些环境因素会导致狼疮复发

系统性红斑狼疮是一种复杂的疾病，诱导治疗获得缓解后，仍然需要维持治疗，防止复发。虽然国外有文献及指南提示在狼疮完全缓解后1~2年可以完全停药。但是目前我们仍不主张完全停药，只有在妊娠期患者或者绝经期以后的老年女性,可以停用免疫抑制药物(包括激素),但仍需定期随访,并监测免疫学指标。

避免狼疮复发,首先,要按医嘱服药,在医生指导下调整药物剂量,切忌私自停药;其次,要定期复诊,监测免疫学指标;第三,保持良好的生活习惯,避免日晒;避免感染;避免食用光敏性食物诸如芹菜、无花果、蘑菇、香菜、苜蓿类、烟熏食品等容易吸收光的菜类;避免食用易过敏食物,如菠萝、香蕉、海鲜类;避免摄入含雌激素的保健品及刺激性食物;避免使用化妆品、染发剂及烫发剂等。

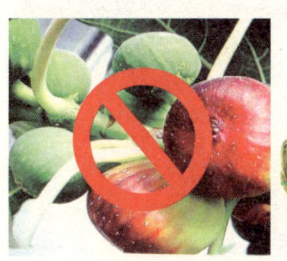  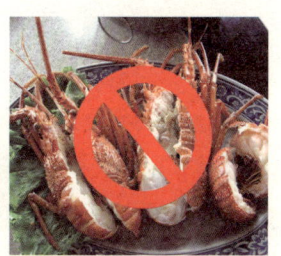

系统性红斑狼疮为什么要看肾科

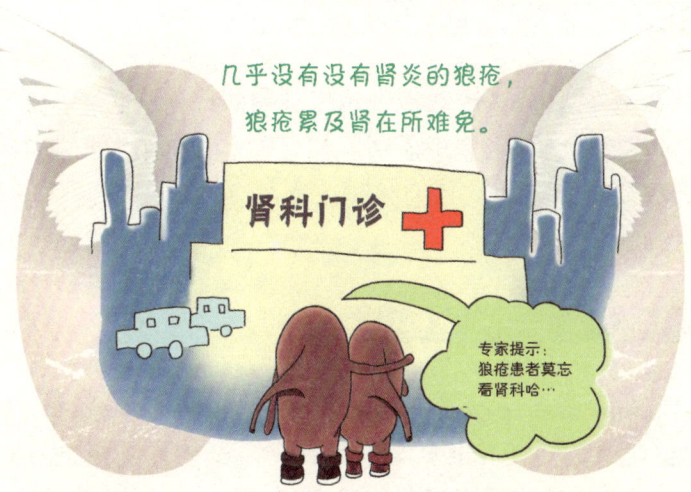

SLE 是系统性疾病,会累及多个脏器系统。当 SLE 影响肾,出现少尿、水肿、蛋白尿、血尿、高血压或肾功能损害时,就称为"狼疮性肾炎"。

狼疮性肾炎有哪些临床表现

狼疮性肾炎临床表现多样,从肾小球、小管间质到肾血管均有受累。轻者表现为水肿、尿检异常(包括不同程度蛋白尿和血尿),还可表现为肾病综合征、肾炎综合征,少数表现为急进性肾炎(大量镜下血尿或肉眼血尿,伴水肿、蛋白尿,高血压,血肌酐进行性升高),甚至有慢性肾功能不全或小管间质损害。

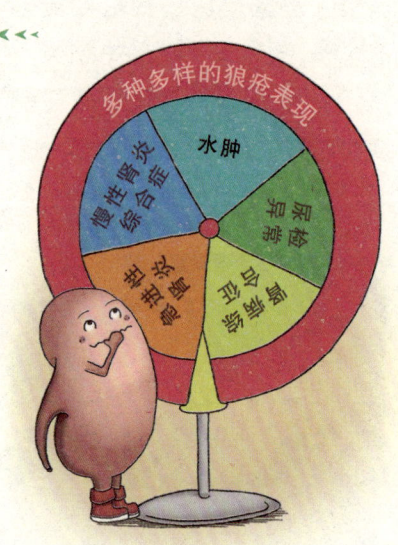

90%以上的系统性红斑狼疮患者最终会出现肾损害,因此必须定期复查尿液及肾功能。尿液检查包括蛋白尿、血尿、管型尿、白细胞尿,发现尿检异常,应进一步完善肾功能及免疫学检查。还可通过肾活检,确定病理类型,并指导治疗。

系统性红斑狼疮为什么要看肾科

在我国,狼疮性肾炎占继发性肾小球肾炎的第一位,一些患者以肾脏损害为首发症状,初次就诊于肾脏科,其次才出现皮肤、关节等症状,这些患者早期容易被误诊。因此对这类患者检查一定要仔细全面,并定期随访观察。

狼疮性肾炎需要做哪些检查

狼疮性肾炎患者在治疗前及随访中应做以下化验检查:①血常规检查,了解有无贫血,白细胞或血小板减少;②尿液检查,包括尿常规、沉渣镜检、近端及远端肾小管功能检查;③肝功能、肾功能检查;④自身抗体；⑤补体；⑥冷球蛋白；⑦CD4+/CD8+T淋巴细胞；⑧ESR、CRP等。

其中尿液检查非常重要，不仅能明确肾是否受累，而且可以判断狼疮性肾炎是否活动。尿液检查通常包括24小时尿蛋白定量，尿沉渣镜检，尿白细胞计数和分类，尿N-乙酰-β-D氨基葡萄糖苷酶（NAG酶），尿视黄醇结合蛋白（RBP），尿渗透压，尿C_3/α_2-MG尿酸化等。目的在于了解肾小球和肾小管损伤的程度和活动性，是判断病情、选择治疗方案、判断预后的重要指标。

突然增多的蛋白尿、大量镜下血尿或持续肉眼血尿、不明原因的白细胞尿（排除尿路感染）均反映出狼疮性肾炎的活动；短期内肾功能进行性减退，或不能解释的血清肌酐升高，而双肾体积未见明显缩小，也提示狼疮性肾炎活动。需要进一步行肾穿刺检查。

自身抗体中抗核抗体（ANA）几乎在所有的狼疮患者血液中都会出现，有抗dsDNA抗体、抗磷脂抗体和抗Sm抗体，可以帮助诊断狼疮，同时dsDNA和补体水平还反映狼疮的活动度。

不同患者检查内容及检查重点不一样，医生会根据您的病情有目的地选择化验项目，了解狼疮活动度及肾损害的变化情况，以便及时调整用药。

狼疮性肾炎为何要做肾活检

狼疮性肾炎患者临床表现轻重不一，更重要的是肾脏病变亦不相同，可以通过肾活检确定不同的病理类型。如果单纯根据经验来治疗，不仅疗效不好，病情活动得不到控制，错过治疗的最好时机，还会因不适当用药带来很多不必要的副反应。因此，狼疮性肾炎的治疗必须按"型"来治，根据肾损害的特点选择最佳的治疗方案，以获得最好的疗效。

目前狼疮性肾炎主张分型治疗，根据不同病理类型来制订相应的免疫抑制方案。因此，对狼疮性肾炎患者

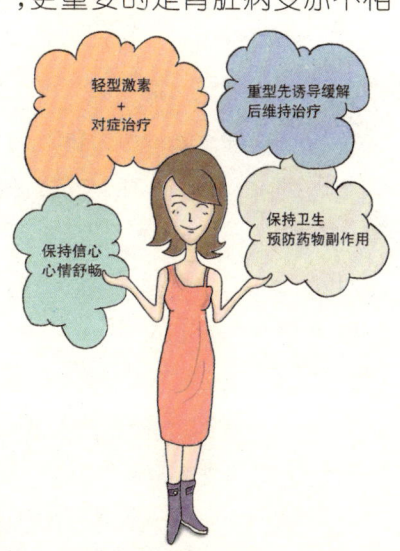

轻型激素
+
对症治疗

重型先诱导缓解
后维持治疗

保持信心
心情舒畅

保持卫生
预防药物副作用

而言,肾穿刺活检非常必要,根据病理类型采用个体化治疗。

有些患者在治疗过程中可能需要重复肾活检,尤其在治疗效果不理想,肾功能突然恶化,或复发者常需重复肾活检,主要目的是通过重复肾活检了解治疗后病情控制程度、及时发现病理类型有无转型,以便调整治疗方案,有效地控制病情。

狼疮性肾炎如何选择治疗方案

狼疮性肾炎的治疗方案是根据病理分型来制订的,对于较轻的Ⅰ、Ⅱ型狼疮性肾炎,以激素及对症治疗为主,而重型 LN(Ⅲ、Ⅳ型或Ⅲ+Ⅴ、Ⅳ+Ⅴ型)的治疗分为诱导期治疗和维持期治疗。治疗方案由医生根据患者的实际情况决定。诱导期的主要目的是控制狼疮活动,快速获得临床缓解;由于诱导期药物剂量较大,因此要密切随访监测;维持期主要是防止狼疮复发,保护肾功能。

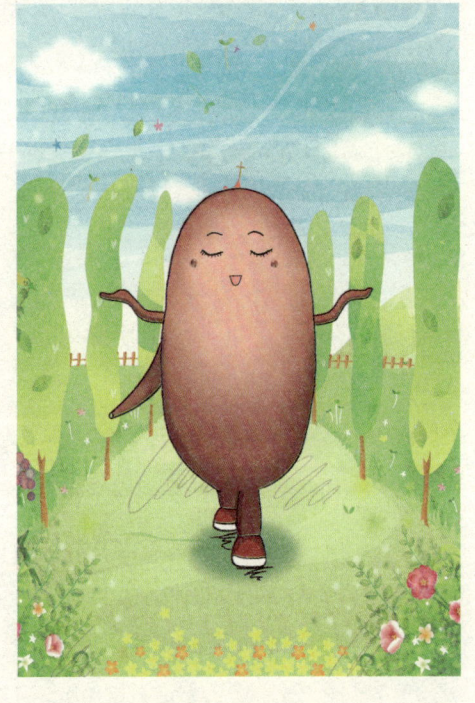

这些治疗方案包括大剂量糖皮质激素冲击治疗(如甲强龙冲击治疗)、免疫抑制剂诱导治疗,如环磷酰胺(Cyclophosphamide,CTX)、吗替麦考酚酯(Mycophenolate Mofetil,MMF)、他克莫司(Tacrolimus,FK506)、环孢素(Cyclosporin,CsA)或硫唑嘌呤(Azathioprine,AZA)、来氟米特(Leflunomide,LEF)、甲氨蝶呤等药物,以及生物制剂,如 CD20 单克隆抗体、抗肿瘤坏死因子-α(TNF-α)等单克隆抗体。除了免疫抑制剂治疗外,还有一些特殊治疗如丙种球蛋白冲击治疗、血浆置换、双重血浆滤过、免疫吸附、干细胞移植等也用于狼疮性肾炎的治疗。

究竟选择哪种治疗方案,还需要您的主管医生根据病理类型来确定,诱导期治疗尽快获得缓解,避免副作用。

狼疮性肾炎的预后与哪些因素有关

随着治疗措施的改进,目前狼疮性肾炎的远期预后得到明显改善,人肾存活率均较高。影响远期人存活率的主要因素取决于感染及心血管系统并发症。尤其是心脑血管终点事件(如心肌梗死和中风)、肺动脉高压等,是决定远期预后的重要因素。其实影响因素还包括高血压、蛋白尿、感染、肾毒性药物及肥胖等。

因此,控制血压、避免感染、改善脂代谢紊乱、保护心功能是改善远期预后的重要因素。

如何更好地保护您的肾

在狼疮性肾炎的治疗中,免疫抑制剂有使用固然十分重要,但仅仅关注狼疮的治疗而忽视肾功能的保护最终可能造成治疗失败。事实上,由于狼疮活动造成的肾损害如果比较严重,即使狼疮不活动,肾脏病变仍可以继续加重,出现肾硬化,导致肾功能不全。因此在狼疮性肾炎治疗过程中,一定要注意肾功能的保护,避免出现肾功能不全。有些患者由于狼疮反复活动或耽误了治疗,就诊时可能已经存在不同程度肾功能不全,也应尽量延缓肾损害的发展。要保护好肾功能,首先我们应了解有哪些因素可以加重肾损害?

1. 高血压　狼疮性肾炎常常并发高血压,而高血压是肾功能恶化的最大危险因素,因而狼疮性肾炎患者一定要注意有无血压升高,如血压高务必严格控制。

2. 蛋白尿　蛋白尿不仅反映肾小球有损害,而且还可引起肾小管间质的损害,导致肾脏病进展。因此,减少尿蛋白,延缓肾脏病进展,能起到保护肾功能的作用。

3. 肾毒性药物　许多药物对肾有损害,如磺胺类、氨基糖苷类抗生素(卡那霉素、庆大霉素等)、多黏菌素B等抗生素;中药(特别是关木通、防己等);解热镇痛药;重金属类药物(青霉胺等)等。尽量避免使用此类药物,以免加重肾损害。

4. 感染　在狼疮性肾炎治疗过程中(尤其在诱导治疗的最初几个月内)容易发生感染,包括细菌、病毒、真菌、原虫等。感染常会导致病情复发或加重,因此,日常生活中应注意预防,避免到人群密集的地方,减少感染的发生。一旦发生感染,应及时就诊,及时用药。

5. 肥胖　肥胖是目前全球内危害公众健康的一个主要问题,肥胖不仅是高脂血症、高血压、冠心病等的危险因素,还可以增加蛋白尿,加重肾损害。若狼疮患者合并肥胖应注意减肥,保持理想体重。这样可以减轻蛋白尿,延缓疾病的进展。

当然还有其他一些因素,如心功能不全、酸中毒、电解质紊乱、高血脂等,在治疗过程中都应加以纠正。

狼疮性肾炎是不治之症吗

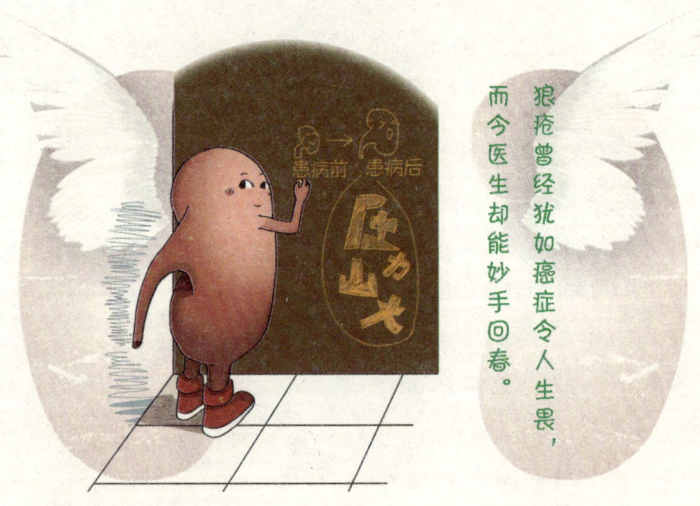

狼疮曾经犹如癌症令人生畏,而今医生却能妙手回春。

红斑狼疮是不治之症吗

答案是否定的,系统性红斑狼疮是难治性疾病,也是慢性疾病,不能彻底治愈,但是绝非"不治之症"。很多民间误传误播,给患者带不少的负面影响。所以才会有患者一听说自己患了"系统性红斑狼疮"时，仿佛天塌下来一样，情绪失控，认为生活和生命均失去了意义。

其实不然，自从20世纪50年代开始，糖皮质激素和免疫抑制剂的应用，系统性红斑狼疮的治疗有效率得到很大改善，总的临床有效率高达80%以上，远期肾存活率也明显升高。因此，我们认为狼疮是可以治疗的，而且病情控制稳定后能够与正常人一样工作生活。我们鼓励患者到正规的医疗单位就诊，积极治疗，按时服药，定期随访。避免相信游医、避免滥用偏方和秘方。

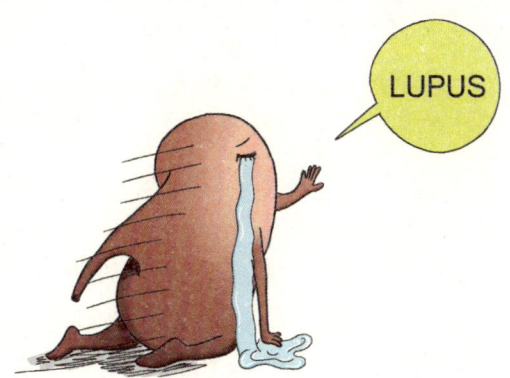

红斑狼疮有传染性吗

系统性红斑狼疮患者，尤其是面部皮疹的患者，严重时看上去比较吓人，很多患者家属在得知患者确诊后，最关心的一个问题，就是这种病会不会传染呢？对健康人有没有影响？

答案也是否定的：红斑狼疮不会传染给别人。尽管红斑狼疮的病因至今不明，但是大多数患者的发病基础可能是存在免疫调节方面的遗传缺陷，特定的环境因素触发该病，导致狼疮发生。因此，系统性红斑狼疮属于自身免疫性疾病，不是传染性疾病，不具有传染性。

狼疮患者可以和正常人一样的工作和学习，不会因为吃饭、呼吸或直接接触导致互相传染。所以，得了系统性红斑狼疮的患者不必有自卑心理，担心传染给别人，同时也要教育家人和朋友，不用害怕，更没有必要和其他人隔离开。

何为红斑狼疮的常规疗法

系统性狼疮性肾炎的治疗是一个复杂的临床问题，虽然目前尚没有彻底治愈狼疮的办法，但是在过去几十年内，随着各种免疫抑制剂的发展及新的医疗技术,使得狼疮的治疗得到了极大改进。大多数狼疮患者经过积极治疗,临床症状能明显改善,恢复正常工作和生活。但必须长期坚持服药,并定期复查免疫学指标,避免复发。

系统性红斑狼疮通常根据症状及损伤的脏器来选择治疗方法。对于有皮肤、肌肉或关节症状的患者,如皮疹、关节肌肉症状、疲劳等,没有其他危及生命的症状时,可采取非特异性治疗。治疗药物选择包括激素、非甾体消炎药(NSAIDs),如布洛芬(Ibuprofen)、萘普生(Naprosyn)以及抗疟疾药物,如氯喹、沙利杜胺(反应停)等。其中一些非甾体抗炎药可诱发消化道溃疡或肾损害,在使用时应注意副作用。如果您患有狼疮,请在服用任何 OTC 之前先咨询您的医生。

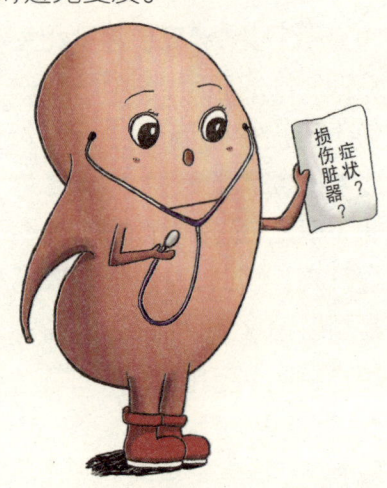

对于合并严重脏器损伤、危及生命症状的患者,如狼疮性肾炎、肺部或心、中枢神经系统症状,则需要积极治疗。这些治疗包括大剂量糖皮质激素和其他免疫抑制剂等药物,还有一些特殊治疗方法,也可用于狼疮的治疗。

红斑狼疮能够结婚生育吗

系统性红斑狼疮患者多为年轻女性,很多患者关心是否可以恋爱、结婚和生育。其实红斑狼疮的患者的心理、生理及性功能是正常的。在疾病的初期和病情用药后稳定后是完全可以和正常人一样恋爱、结婚和过性生活的,但是要避免过度劳累,性生活要适度。正常结婚、性生活并不会造成红斑狼疮复发,但妊娠则可能诱发红斑狼疮活动。

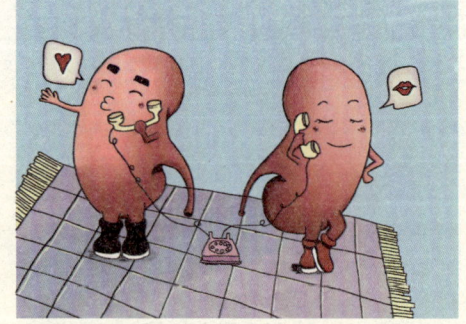

虽然结婚不受疾病影响，但是狼疮患者的生育需要在医生指导下进行。首先，狼疮活动是妊娠的禁忌，病情不稳定者不能生育；其次，长期应用免疫抑剂，会导致生育能力下降，包括男性患者精子减少，女性患者停经、闭经或月经紊乱；最后，狼疮患者产科并发症发生率较高。因此，结婚后的红斑狼疮患者需要采取一定的避孕措施，慎重用含雌激素的口服避孕药，对抗磷脂抗体阳性或有血栓病史的女性，应禁用口服避孕药，提倡以工具为主。

女性患者容易发生月经紊乱或停经、闭经，多数由治疗药物导致（如环磷酰胺、雷公藤等药），也可因疾病本身引起。停经或闭经的患者可能出现类似更年期的一些症状如潮热、脾气急躁等，但就疾病本身而言，可能是有益，所以不必过分担心。如果服用时间不长或累计剂量不大，多数患者停药后月经可以恢复正常，不建议使用雌激素替代疗法。患者平时应注意月经的变化，停经后仍应注意采取避孕措施（工具避孕）。对有生育愿望的年轻患者而言，尽可能选择对月经影响小的药物。

系统性红斑狼疮会遗传吗

前面提到的小李患者，确诊为系统性红斑狼疮后，经过激素治疗，血液系统恢复正常，浆膜腔炎消失，dsDNA 抗体转阴，但还是一直郁郁不乐，经过家人仔细开导，原来李女士一直担心她的女儿将来会不会也得系统性红斑狼疮。

虽然说系统性红斑狼疮的发生与基因有一定关系，具有基因易感性，但是基因不是造成狼疮的唯一原因，换句话说，也就是系统性红斑狼疮的发生与基因有关，但不是一个遗传性疾病。有系统性红斑狼疮家族史的患者，其后代发生狼疮的概率明显高于正常人群，但是更多的红斑狼疮患者生育的子女均非常健康。因此，小李的女儿有一定的基因易感性，但并不一定会患系统性红斑狼疮。只有在特定的环境因素诱发下，才可能患上系统性红斑狼疮。因此，小李大可放心，不必担心自己的疾病会遗传给女儿。但应让女儿注意尽量避免暴露于红斑狼疮的危险因素下。

女性患者在什么情况下能够妊娠

虽然狼疮患者能够结婚生育,但是并非所有女性患者都适合妊娠。妊娠时,容易出现胎儿发育异常及妊娠相关并发症。妊娠早期易出现流产/死胎、早产、胎儿发育不良;妊娠相关的高血压、妊高症、先兆子痫等;妊娠、生育常常会导致红斑狼疮的复发或病情加重,并出现重要脏器损害(蛋白尿、血尿增多、高血压、水肿等),甚至危及生命。因此,过去曾将红斑狼疮作为妊娠、生育的禁忌。随着治疗手段的改进,多数患者在病情缓解后可以安全妊娠、生育,但需要在医生指导下进行。

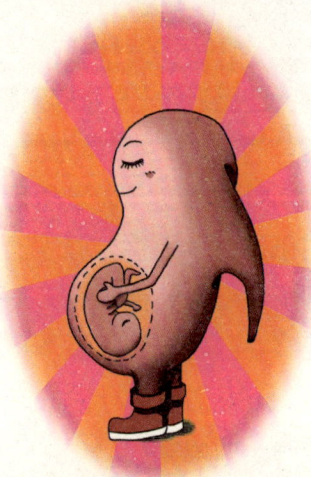

首先要掌握好妊娠生育的时机:无重要脏器受累,病情稳定1年以上患者。或无重要脏器受累,泼尼松每天用量在10~15毫克以下,且停用免疫抑制药(如环磷酰胺、甲氨蝶呤、雷公藤等)半年,抗磷脂抗转阴3个月以上的患者。

其次,妊娠前需要停用一段时间对胎儿有影响的药物,如:环磷酰胺,甲氨喋呤,血管紧张素转换酶抑制剂等。

有以下情形者,一般不建议妊娠:①红斑狼疮处于活动期;②有严重心、肺、肾及中枢神经系统病变者等;③应用大剂量糖皮质激素者;④半年之内应用大剂量免疫抑制剂者。

最后,一旦妊娠,应密切监测免疫学指标及尿液检查,注意药物使用,激素类药物应以强的松为主,不宜使用地塞米松;尽可能延长孕周,增加胎儿存活率,如果出现母婴状况不稳定,应及时中止妊娠;产后应及时复诊,判断狼疮有无复发;不推荐在哺乳期使用环磷酰胺、甲氨喋呤等免疫抑制剂。

红斑狼疮患者能够停药吗

患者小吕,女性,28岁,大学毕业生。2年前诊断系统性红斑狼疮,肾活检提示Ⅳ型狼疮性肾炎,给予激素及环磷酰胺冲击治疗半年,尿检获得完全缓解,免疫学指标稳定,一直予小剂量强的松及硫唑嘌呤维持治疗,病情平稳。由于担心长期服用药物,副作用较大,半年前背着家人停用了所有药物。2周前感冒后再次出现水肿、蛋白尿,持续肉眼血尿,伴血肌酐升高,双肾体积正常。当医生告诉小吕,狼疮性肾炎复发了,她后悔不已。

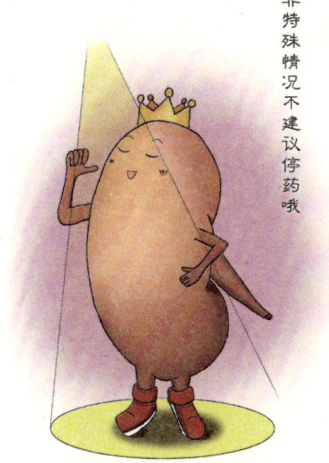

非特殊情况不建议停药哦

红斑狼疮患者是否能停用所有免疫抑制剂,还有一定争议。虽然国外有文献及指南表明在狼疮完全缓解后1~2年可以停药。但是目前我们仍不主张完全停用药物。只有在特殊情况下,视患者的具体情况(比如老龄、长期稳定、妊娠期间或存在并发症的患者),可以停用免疫抑制药物,但仍然需要定期随访,观察免疫学指标变化,如抗体滴度及补体水平。

狼疮患者能够治愈吗

系统性红斑狼疮在诱导治疗缓解后,仍然需要维持治疗,防止复发。由于狼疮的发病机制,目前尚不能完全治愈。虽然干细胞移植在理论上有望根治系统性红斑狼疮,但仍需临床进一步证实。

随着新型免疫抑制剂的应用,狼疮患者的临床缓解率明显升高,小剂量药物长期维持,可使患者获得长期稳定的临床缓解状态。因此,千万告诉患者,不要轻易相信"系统性红斑狼疮可以治愈"的说法。

哪些表现是狼疮复发的危险信号

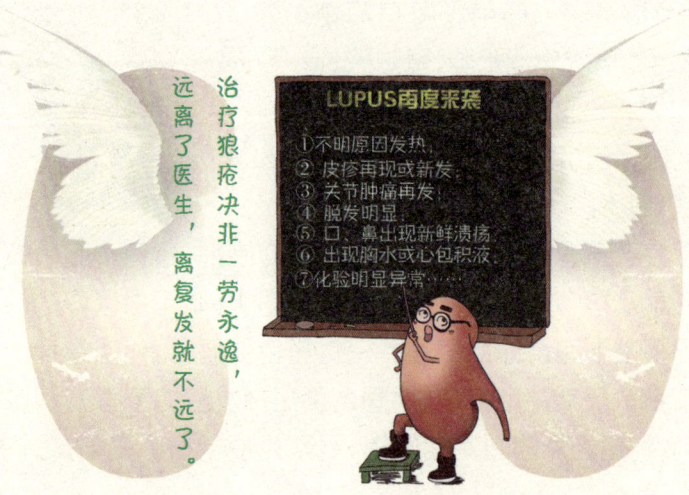

治疗狼疮决非一劳永逸，远离了医生，离复发就不远了。

哪些表现是狼疮复发的前兆

系统性红斑狼疮患者自行减药或停药易造成病情反复发作。有的患者本来病情控制很好，相当稳定，因为惧怕激素及免疫抑制剂的副作用，而自行停药；也有患者听信偏方或秘方，停用正在服用的药物，改用偏方或秘方治疗，造成狼疮活动复发，使治疗前功尽弃。应该指出并告诫患者的是，狼疮性肾炎病情复发一次，肾损害加重一次，病情反反复复，不但给家庭造成严重经济负担，还可导致肾衰竭，严重时甚至危及生命，对这种惨痛教训，患者一定要引以为戒。

原来病情稳定，出现下列症状和实验室检查异常时，应考虑狼疮活动复发，并及时就诊：①原因不明的发热；②新鲜的皮疹再现或伴有指、趾端及其他部位的血管炎样皮疹；③关节肿痛再次发生；④脱发明显；⑤口、鼻出现新鲜溃疡；⑥出现胸水或心包积液；⑦尿蛋白增多，尿 RBC

增多或血肌酐升高;⑧白细胞或血小板减少或贫血明显;⑨出现神经系统症状,如头痛、呕吐、抽搐等。

为何红斑狼疮患者需要长期随访

狼疮性肾炎是一种慢性疾病,患者一定要树立长期治疗的思想,治疗过程往往需要几年,几十年,甚至更长时间,有的患者要终生服药,持之以恒才能使病情得到长期控制。要由有经验的医生,根据患者病情制订一套切实可行的长期治疗方案,患者应遵照医嘱正规用药。在漫长的治疗过程中,决不能自行其是,随便减药或停药。

狼疮性肾炎治疗过程中一定要注意随访。通过定期随访可以及时了解病情控制程度,调整治疗方案,病情缓解时,药物可以逐渐减量;及时发现药物副作用;及早发现复发,在临床症状出现前,通过实验室检查可以及早发现病情复发,以便及时得到治疗。很多患者病情加重,甚至进入肾功能不全,多与随访不及时或不随访有关。并且,定期复诊可以了解有无加重肾损害的其

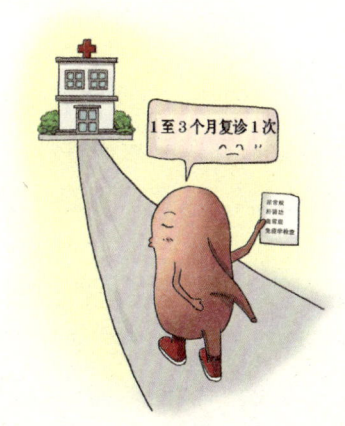

他因素存在。因此,我们要求在初始治疗阶段(诱导治疗期)每个月复诊1次,病情稳定后可每3个月随访1次,长期病情缓解者可以每半年随访1次。

红斑狼疮能够预防吗

狼疮的发生是多种因素共同作用的结果,只有在特定的诱因下,如感染、环境因素、过敏或妊娠等因素,才会导致狼疮活动或复发。对于高危患者,主张尽量避免接触可能的诱因,定期监测免疫学指标,但是目前尚无有效的药物预防狼疮发生。一旦发生系统性红斑狼疮,就必须正规治疗,需要给予激素等药物,累及重要脏器时,如肾、肺部等,往往需要大剂量、几种药物联合治疗;而当活动控制后则转为小剂量药物

维持治疗以预防复发和保护脏器功能。

如何避免狼疮复发

首先,要按医嘱服药,在医生指导下调整药物剂量,切忌私自换药停药。其次,要定期复诊,监测免疫学指标,缓解期患者应每隔 6 个月左右检测一次自身抗体和补体等指标;同时应注意临床症状,原有的症状加重或出现皮疹、关节痛、不明原因发热、乏力等症状时,应及时就诊,进行必要的检查,如果是狼疮活动,应及时采取治疗措施。第三,保持良好的生活习惯,应避免诱发狼疮活动的因素,任何感染、日晒、化学药物接触或怀孕都可诱发狼疮活动。女性患者在病情未控制前应避免妊娠。如必须妊娠时,也一定要在医生指导下进行。

在狼疮的治疗中要强调整体治疗的观念。由于狼疮是一种全身性疾病,因此在控制狼疮性肾炎活动的同时,应注意保护肾功能及其他重要脏器如心脏、肺或脑的治疗和保护。

并发症防治是常被忽视的一点。狼疮性肾炎患者在治疗过程很容易出现各种并发症,如感染、心血管并发症、股骨头坏死等,重者可危及生命。减少并发症的关键在于合理使用抗狼疮的药物、定期随访及早发现和治疗。

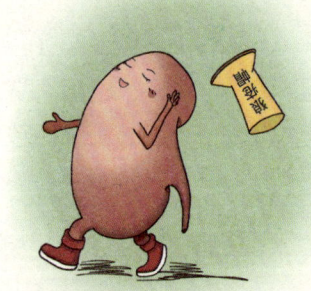

正确认识狼疮,保持乐观和稳定的情绪,树立战胜疾病的信心,获得家人及朋友的支持,建立良好的医患关系。

狼疮性肾炎长期使用大剂量药物治疗必然带来并发症,但如果不进行维持治疗,又可引起狼疮反复活动,最后导致多个脏器系统损害。因此,在治疗过程中,应根据狼疮活动性,及时调整治疗,切忌病情好转后随意停药,或是盲目地长期服药。

狼疮患者的生活保健

SLE 患者应正确认识该类疾病,保持良好的生活习惯,避免诱发狼疮活动的因素：

1. 避免感染　狼疮患者由于长期服用大剂量免疫抑制剂，抵抗力相对较低，容易合并感染并发症。感染是诱发红斑狼疮的重要因素，因此，狼疮患者应注意隔离，少去或不去公共场所，尤其在使用大剂量药物治疗时；注意气候变化，及时增添衣物，预防感冒；一旦出现发热、咳嗽或腹泻等感染症状时，应及时就诊。

2. 避免紫外线照射　如日光浴、阳光曝晒，在烈日下活动应使用遮阳伞、戴宽边帽或穿长袖衣裤，也可皮肤涂防晒霜等，以免皮损加重。

3. 避免寒冷刺激　气候变化或季节转换时要随时加减衣服，避免感冒；冬季外出应戴帽、手套，注意保暖以免肢体末梢冻伤和坏死。

4. 避免使用诱发狼疮活动的药物　如肼屈嗪（肼苯哒嗪）、普鲁卡因胺（普鲁卡因酰胺）、α-甲基多巴、异烟肼、米诺环素（美满霉素）等。

5. 控制饮食　饮食上以高热量、高维生素、低盐饮食，肾功能不全患者应避免高蛋白饮食；避免食用可能过敏的食品及光敏品，以免狼疮复发。

6. 戒烟　烟草中含有诱使狼疮复发的肼类物质，因此狼疮患者应戒烟，包括主动吸烟和被动吸烟。

7. 重视避孕　在治疗期间和病情活动时，不宜考虑生育。最好采用工具避孕，不能用药物避孕。

8. 锻炼　适当的锻炼能提高身体素质，病情稳定的患者可以参加各种体育活动（如太极拳、气功、游泳、散步、骑车等健身活动）、家务劳动和文娱活动。各项活动以不疲劳为度，循序渐进，同时保证充足睡眠。

重视红斑狼疮患者的心理保健

系统性红斑狼疮属于慢性难治性疾病，由于患者多为青年女性，这类疾病本身就会引起精神神经障碍，因此，对这类患者要加强心理护理：

1. 树立正确的信心　疾病或服用激素可引起体态、容貌改变，不能生育及严重患者的部分功能丧失，使患者情绪低落，思想负担过重，对生活失去信心，拒绝治疗。

2. 获得家人及社会支持　家人应多和患者谈心,观察狼疮性肾炎患者的精神状态,及时与医生沟通,及早治疗。让患者感到社会的温暖和周围人的爱心,增加对治疗的信心。

3. 正规科学的治疗　狼疮性肾炎患者千万不可听信游医,轻信广告和传言,更不能得病乱投医,要在具有一定医疗条件的医院进行正规的治疗。由医生根据实际情况,制订一个长期的治疗计划,并定期检查。

4. 正确认识狼疮,保持良好的心境　保持乐观和稳定的情绪,树立战胜疾病的信心,避免过度焦虑;排除各种消极因素,只有这样,才能真正战胜狼疮。尽早让患者树立生活信心,回归社会。对于病情稳定的患者,鼓励其多与他人接触,参与正常工作、学习;不要排斥狼疮性肾炎患者。

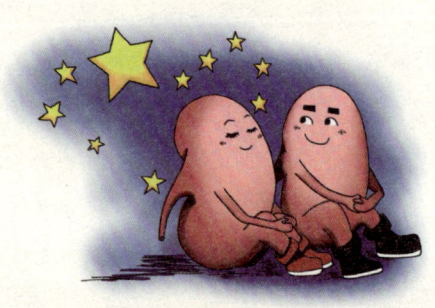